JE RECONSTRUIS MA FLORE INTESTINALE, C'EST PARTI !

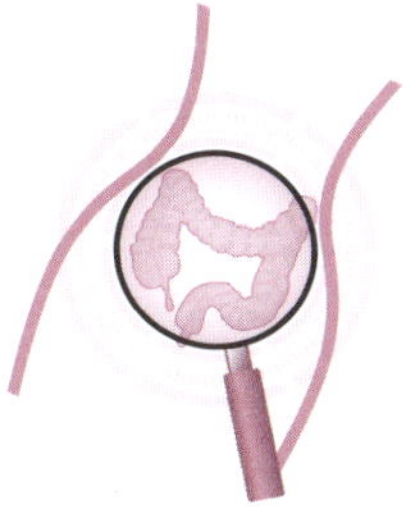

Christopher Vasey

jouvence
EDITIONS

Dans la collection « C'est fini ! C'est parti ! »

J'évacue les perturbateurs endocriniens, c'est parti !, Isabelle Doumenc
La géobiologie par soi-même, c'est parti !, Eva Dolezel
J'apprivoise les sons qui me dérangent, c'est parti !, Dominique Habellion
Se protéger des addictions aux écrans, c'est parti !, Alexis de Maud'huy
Réduire les ondes électromagnétiques, c'est parti !, Carl de Miranda
Les crises d'angoisse et de panique, c'est fini !, Christophe Tissier
J'achète moins, je vis mieux, c'est parti !, Ombeline Hoor
Ronflements et apnée du sommeil, c'est fini !, Michel d'Anielo
21 jours pour lâcher prise, c'est parti !, Chloé Mason
Se laisser marcher sur les pieds, c'est fini !, Jean-Louis Muller
Mes huiles essentielles à la maison, c'est parti !, Catherine Bonnafous et Alessandra Moro Buronzo
S'initier à la méditation, c'est parti !, Olivier Raurich
Je voyage équitable, c'est parti !, Stéphanie Vialfont
Je rumine moins, c'est parti !, Denis Inkei

Catalogue gratuit sur simple demande

ÉDITIONS JOUVENCE
France : BP 90107 – 74161 Saint-Julien-en-Genevois Cedex
Suisse : Route de Florissant, 97 – 1206 Genève
Site Internet : www.editions-jouvence.com
E-mail : info@editions-jouvence.com

ISBN : 978-2-88953-131-8

Composition : Virginie Cauchy
Maquette de couverture : Atelier Didier Thimonier
Couverture : Éditions Jouvence
Illustration de couverture : Adobe stock / © enjoys25
Illustrations intérieures, pages 22 et 29 : Adobe stock / © stockshoppe

L'auteur

Christopher Vasey, naturopathe et auteur, exerce à Chamby-Montreux, en Suisse. Après des études dans une école de naturopathie à Paris, sous la direction de Pierre-Valentin Marchesseau et d'Alain Rousseaux, il ouvre son cabinet de consultation en 1979. Dès 1988, il publie régulièrement des livres de médecine naturelle aux Éditions Jouvence, dont *Manuel de détoxication, L'Équilibre acido-basique, Les Anti-inflammatoires naturels*. Une partie de ses livres a fait l'objet de traductions, en anglais, allemand, espagnol, portugais, italien, russe, arabe, chinois… Par ailleurs, Christopher Vasey donne des conférences et participe à des salons du livre et de médecine naturelle, ainsi qu'à des émissions de radio et de télévision.

Site de l'auteur : www.christophervasey.ch

Du même auteur aux Éditions Jouvence :

Gérez votre équilibre acido-basique, 2018
Mon alimentation santé facile : acido-basique, 2017
Sucre et Santé, 2017
Prévenir et vaincre la grippe, 2017
Les Cures de santé, 2017
Je détoxique mon foie, c'est parti !, 2016
L'Équilibre acido-basique, 2016
Compresses et Cataplasmes, 2016
Se libérer de la constipation, 2015
Détox, 2015
Alternatives naturelles aux antibiotiques, 2014
Quand le corps a soif, 2014
Manuel de détoxication, 2014
Les Anti-inflammatoires naturels, 2013
La Cure de petit-lait, 2013
Les Compléments alimentaires naturels, 2012
Petit traité de naturopathie, 2011
Détoxication optimale, 2011
Manuel de diététique, de nutrition et d'alimentation saine, 2009
La Fièvre, une amie à respecter, 2008

Je m'appelle...

....

et je m'engage à...

....

....

....

....

....

....

Sommaire

Introduction

J'ai régulièrement du mal à digérer et je souffre de ballonnements. J'ai souvent des diarrhées qui alternent avec des périodes de constipation. J'ai suivi un traitement aux antibiotiques et depuis je ne me sens pas bien. J'ai des mycoses qui m'importunent beaucoup. Je commence à avoir des intolérances alimentaires. J'attrape facilement des infections. Je manque souvent d'énergie. Je suis régulièrement fatigué et d'humeur changeante. Parfois, je suis un peu dépressif…

STOP ! Tous ces maux, aussi variés qu'ils soient, peuvent avoir un point de départ unique : **votre flore intestinale**.

Les recherches récentes ont en effet montré que la flore intestinale remplissait de très nombreuses fonctions, beaucoup plus que ce que l'on ne s'imaginait jusque-là. Ce ne sont pas seulement nos digestions qui en dépendent, mais aussi notre transit intestinal, l'épuration de notre organisme, nos capacités à nous défendre contre les infections, notre résistance face aux allergies et aux inflammations… et même notre vitalité et joie de vivre. De nombreux problèmes de santé peuvent ainsi avoir pour point de départ une défaillance de la flore intestinale. Or, de nos jours, la flore intestinale est menacée de multiples manières. Ces menaces ne sont pas des menaces extérieures sur lesquelles nous n'avons aucune prise, mais elles sont **en relation avec notre hygiène alimentaire** (consommation d'aliments raffinés, aseptisés, pauvres en fibres…) **et notre manière de nous**

soigner (abus d'antibiotiques). **Ce sont donc des facteurs sur lesquels nous pouvons agir et le but de ce livre est de montrer comment.**

Dans une première partie, il sera expliqué **ce qu'est la flore intestinale, quelles sont ses fonctions, comment elle s'affaiblit et quelles sont les maladies qui en résultent.**

Dans la deuxième partie du livre, plus pratique, il sera exposé **comment soutenir la flore intestinale par la prise de prébiotiques** – des aliments riches en fibres dont les germes intestinaux ont absolument besoin pour se nourrir – et **comment renforcer la flore intestinale par la prise de probiotiques** – des aliments ou compléments riches en germes qui facilitent la régénération de la flore intestinale.

Les moyens de réparer sa flore intestinale présentés ici sont simples, efficaces et facilement applicables par tout un chacun.

Autodiagnostic

Comment se porte ma flore intestinale ?

1. Je mange peu de fruits et de légumes. ❏ oui ❏ non

2. J'ai exclu les yogourts et le fromage de mon alimentation. ❏ oui ❏ non

3. Je mange principalement du pain blanc et des pâtes blanches. ❏ oui ❏ non

4. Mes digestions sont lentes et difficiles. ❏ oui ❏ non

5. J'ai souvent des gaz et des ballonnements. ❏ oui ❏ non

6. J'ai tendance à avoir des diarrhées. ❏ oui ❏ non

7. Les infections, comme le rhume, les cystites…, sont récurrentes chez moi. ❏ oui ❏ non

8. Je souffre de mycose. ❏ oui ❏ non

9. Je fais des allergies alimentaires. ❏ oui ❏ non

10. On m'a diagnostiqué une candidose. ❏ oui ❏ non

11. Malgré tous les efforts, je perds difficilement du poids. ❏ oui ❏ non

12. Souvent je manque d'énergie. ❏ oui ❏ non

13. Je suis d'humeur changeante. ❏ oui ❏ non

Analyse des réponses

De 0 à 3 oui :

Votre flore intestinale se porte bien, mais il serait bon de mieux la connaître pour la préserver.

De 4 à 7 oui :

Votre flore intestinale est en difficulté, c'est le moment de commencer à appliquer les conseils donnés dans ce livre.

À partir de 8 oui :

Votre flore intestinale a un urgent besoin d'être reconstruite, passez à l'action sans tarder.

1

QU'EST-CE QUE LA FLORE INTESTINALE ?

CHAP. 1

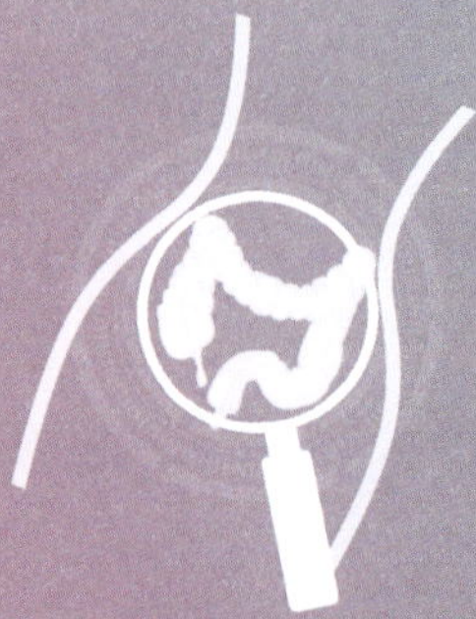

MICRO-ORGANISMES ET FLORE INTESTINALE

D'innombrables sortes différentes de microbes peuplent le globe terrestre. Notre environnement entier en est rempli. Il y en a dans la terre, dans l'air, dans l'eau, dans la glace… Les microbes sont partout, aucun endroit ne semble épargné. Les plantes et les animaux en sont aussi peuplés. L'être humain ne fait pas exception : de nombreux microbes vivent sur sa peau et sur les muqueuses de ses organes creux, comme les poumons et les intestins. Ces peuplements sont normaux. Ils forment la flore microbienne de notre corps. Selon leur localisation, on parlera de flore buccale, pulmonaire, vaginale, cutanée et, pour celle qui nous occupera dans ce livre, de flore intestinale.

Le mot flore peut surprendre, car il est généralement utilisé pour désigner l'ensemble des fleurs qui croissent dans une région déterminée. Cependant, par analogie, le mot flore est aussi employé pour désigner **l'ensemble des microbes peuplant une région donnée du corps.** L'utilisation de cette désignation est justifiée parce que les microbes qui composent la flore intestinale sont **d'origine végétale**.

À RETENIR

- Les **bactéries** sont des algues.
- Les **champignons** unicellulaires sont bien sûr aussi des végétaux.
- Les **levures** sont une sorte particulière de champignons.

Pour simplifier, on utilise le mot **champignon** pour désigner aussi bien les champignons que les levures lorsqu'il s'agit de la flore intestinale.

La flore intestinale est essentiellement constituée de bactéries, les champignons sont beaucoup moins représentés.

Le processus de formation de la flore intestinale

La flore intestinale de l'être humain contribue de manière importante à la bonne marche de l'organisme. Elle est un maillon indispensable des digestions, elle synthétise des nutriments, neutralise des toxines, etc. Elle est un élément si fondamental pour notre santé que le corps ne pourrait pas s'en passer. Or, à la naissance, le nouveau-né n'en possède pas. Son tube digestif est absolument stérile, il ne contient donc aucun microbe. Comment la flore intestinale va-t-elle se former ? **Ce sont des microbes provenant de l'extérieur du corps qui vont lui permettre de se constituer.**

Les voies d'entrée sont le nez et la bouche. De là, les microbes peuvent descendre dans les intestins. En s'y installant et en se multipliant, ils constitueront la flore intestinale. Celle-ci cependant ne se formera pas à partir de l'ensemble des microbes qui pénètrent dans les intestins. Comme tout être vivant, **les microbes ne peuvent survivre que dans un milieu qui présente des conditions favorables à leur développement.** La température et le degré d'humidité doivent leur correspondre. Ce milieu doit aussi leur offrir la nourriture qui leur convient et, cela, en quantité suffisante.

Ainsi, certains microbes meurent dès qu'ils entrent dans le tube digestif, car ils y trouvent des conditions trop adverses. D'autres ne feront qu'y transiter et ressortiront dans les selles, car les conditions de vie ne leur sont pas assez favorables. Une partie des microbes par contre y trouve des conditions de vie idéales et de la nourriture en abondance. Ces microbes demeureront dans l'intestin. Ils s'y implanteront de manière durable. En se multipliant, ils colonisent l'intestin et formeront ainsi la flore de cet organe.

Les premiers apports microbiens ont lieu par les voies aériennes. L'air inhalé par le nouveau-né contient des microbes. En pénétrant dans le corps, ils se déposent sur les muqueuses du nez. De là, ils descendent dans la gorge, puis dans le tube digestif.

Un apport de microbes a aussi lieu par l'intermédiaire de la bouche. Celle-ci est en contact avec les choses sur lesquelles se trouvent des microbes : les doigts du bébé, les draps de son lit et la peau de sa mère. Ces microbes peuvent aussi migrer vers les intestins.

L'apport principal de microbes a cependant lieu par le biais des aliments, car eux aussi en sont pourvus (comme nous l'avons vu, les microbes sont partout). Le premier aliment du nouveau-né est le lait maternel. En tétant, le bébé n'absorbe pas seulement du lait, mais aussi les microbes qu'il contient. Ceux-ci gagnent les intestins où ils se multiplient. Parmi ces microbes se trouvent **les lactobactéries** qui sont les germes principaux de la future flore intestinale.

LE SAVIEZ-VOUS ?

Une bonne flore intestinale est possible grâce à l'allaitement. Le lait maternel s'est révélé indispensable au développement d'une bonne flore intestinale. Entre 1960 et 1970, à cause d'un effet de mode, bien des bébés ne furent pas nourris au sein, mais au biberon. Les déficiences de leur flore intestinale furent à l'origine de nombreux problèmes de santé. C'est en prenant conscience de la cause de ces maladies que les bienfaits de l'allaitement furent à nouveau mis en évidence.

L'augmentation du nombre de microbes de la flore intestinale naissante est rapide. 48 heures après la naissance, les premières selles contiennent un taux de germes élevé, mais d'un nombre restreint d'espèces. Au bout d'une semaine, le nombre de variétés est plus élevé, tout comme le nombre total de microbes. Cette composition restera dorénavant stable pendant tout l'allaitement.

Avec le sevrage et l'introduction des aliments pour remplacer le lait maternel, la composition de la flore intestinale se modifiera. De nouveaux microbes qui pénètrent dans le tube digestif élargiront la variété de ceux déjà présents. Les microbes bénéficient aussi d'un apport quantitativement plus important d'aliments dont ils peuvent se nourrir. Ils se multiplient d'autant plus facilement, ce qui augmentera grandement leur nombre.

Une population très nombreuse

La population de germes qui constitue la flore intestinale – on parle en effet plutôt de germes que de microbes lorsqu'il est question de la flore digestive – est extrêmement nombreuse. Elle ne se compte pas en milliers d'individus mais en milliards. **La flore intestinale de l'être humain est en effet composée de 100 000 milliards de germes (10^{14})**. On a déjà de la peine à s'imaginer ce que représente le nombre de cellules du corps humain tellement celles-ci sont nombreuses (10^{13}). La population de la flore intestinale est **10 fois plus élevée**.

LE SAVIEZ-VOUS ?

Dans le langage courant, on parle de flore intestinale, les scientifiques utilisent plutôt le mot microbiote.

Si l'on souhaitait réunir tous les germes intestinaux dans un récipient, celui-ci devrait avoir un volume de 1 à 2 litres pour tous les contenir et le poids de ces germes serait de 1 à 3 kg !

400 familles différentes de bactéries entrent dans la composition de la flore intestinale. Mais une famille peut elle-même posséder de nombreux sous-genres, appelés espèces. La bactérie *Escherichia coli* par exemple se décline en plus de 2 000 espèces différentes, chacune d'entre elles étant représentée par un nombre élevé d'individus.

Si les germes qui peuplent les intestins peuvent être si nombreux, c'est qu'ils sont extrêmement petits : de l'ordre du micron, c'est-à-dire du millième de millimètre. On peut avoir une meilleure idée de leur taille en les comparant à celle d'un cheveu. Les bactéries et les champignons sont 100 fois plus petits que l'épaisseur d'un cheveu. Un volume de 1 millimètre cube peut contenir 100 millions de germes.

Multiplication des germes

Chaque jour, de nombreux germes sont emportés par les selles et quittent ainsi le milieu intestinal. D'après certaines estimations, l'ensemble de ces germes représenterait la moitié du poids des selles. Pour maintenir la population de la flore intestinale, les germes éliminés doivent constamment être remplacés par de nouveaux germes. Ils le sont facilement pour deux raisons :

- de nombreux germes sont constamment apportés par la nourriture ;
- les germes se multiplient à une vitesse très élevée.

Les germes ont une manière particulière de se reproduire qui permet une multiplication rapide de leur descendance. Une cellule, dite cellule-mère, se divise en deux et donne ainsi naissance à deux nouveaux germes appelés cellules-filles. Au cours de ce processus, la mère cesse d'exister. En se divisant à leur tour, les deux cellules-filles meurent également, mais donnent chacune deux cellules-filles. Et ainsi de suite.

Le nombre de descendants n'augmente donc pas d'une unité par génération, mais double à chaque fois : 2, 4, 8, 16, 32, etc. La vitesse de reproduction des germes est donc très rapide. Elle l'est d'autant plus que, contrairement aux êtres humains où une génération apparaît tous les 20 ans environ, chez les germes, elles se suivent de manière générale toutes les 15 à 60 minutes.

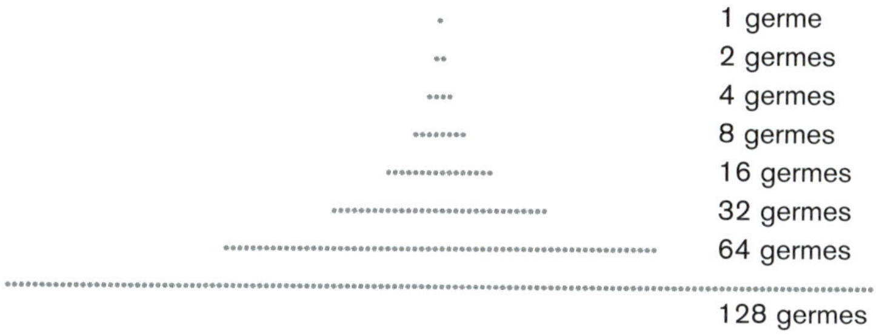

La multiplication cellulaire

Les lactobacilles et les bifidobactéries, les germes les plus fortement représentés dans la flore intestinale, ont une vitesse de reproduction moyenne : **une nouvelle génération toutes les heures**. En 20 heures, le chiffre de 1 million de descendants est atteint. La multiplication est plus rapide pour l'*Escherichia coli* : une nouvelle génération apparaît toutes les 20 minutes. Le million d'individus est atteint en 7 heures.

À RETENIR

L'organisme perd quotidiennement une partie de sa flore intestinale, mais elle est constamment remplacée par les nouveaux germes produits par cette même flore.

Les microbes ne sont-ils pas dangereux ?

Les microbes ont la réputation d'être dangereux. Ils peuvent nous infecter et nous rendre très malades. Comment se fait-il que le corps puisse en abriter autant et que ceux-ci puissent même lui être bénéfiques ?

Il existe des milliards de germes différents sur le globe, mais seulement une minorité est pathologique. Tous les autres ont un rôle bénéfique. Ils peuvent être comparés à des petits ouvriers invisibles dont l'activité est indispensable pour l'élaboration et la décomposition de la matière. Les plantes et les animaux dépendent entièrement de l'étape microbienne pour survivre.

LE SAVIEZ-VOUS ?

Dans la nature, ce sont des microbes qui vivifient les minéraux inertes du sol pour les rendre assimilables par les plantes (cycle de l'azote, du phosphore, du soufre). Ce sont aussi eux qui décomposent les végétaux morts et les cadavres d'animaux. Les tissus de ces derniers contiennent une foule de substances qui pourraient être réutilisées. Pour être recyclées, elles doivent d'abord être libérées des structures organiques qui les retiennent. Les microbes décomposent les tissus en particules plus petites qui sont ainsi réintégrées dans les cycles.

Les germes de la flore intestinale jouent un rôle similaire. À partir de substances simples qu'ils trouvent dans le bol alimentaire, ils synthétisent des vitamines, des acides aminés, etc. Ils décomposent également les particules alimentaires insuffisamment digérées (chaîne d'acides aminés) ou ne pouvant être digérées par les sucs digestifs (fibres végétales). De plus, ils détruisent des toxines et des poisons pour les rendre inoffensifs.

Si l'être humain tire un grand profit des germes de la flore intestinale, ces derniers profitent aussi du corps qui les abrite. Les intestins leur offrent jour après jour **des débris d'aliments dont ils peuvent se nourrir ainsi que l'environnement humide et chaud qui leur est indispensable pour survivre.**

À RETENIR

Une relation dans laquelle deux organismes d'espèces différentes (ici, les germes intestinaux et l'être humain) bénéficient tous les deux de la présence de l'autre est appelée **une relation symbiotique**. Les germes qui contribuent aux bienfaits de cette relation sont dits **saprophytes**, par opposition aux germes qui ont une action néfaste : les germes **pathogènes**.

Répartition par niveaux

La répartition des germes n'est pas uniforme, elle varie suivant la partie du tube digestif où ils s'implantent.

Dans la bouche, la teneur est moyenne (10 millions par ml). **Dans l'estomac**, par contre, elle est extrêmement basse (1 000 par ml). Le haut degré d'acidité des sucs gastriques (pH 1,5 à 5) tue en effet une partie des germes qui y transitent. Il en subsiste cependant toujours un certain nombre qui gagne l'intestin. Là, ils s'y multiplient et leur nombre s'élève brusquement. Il y en a 100 millions par ml dans **la première partie de l'intestin grêle** (le jéjunum), et 10 à 100 milliards dans **la deuxième partie de l'intestin grêle** (l'iléon) et **dans le côlon**.

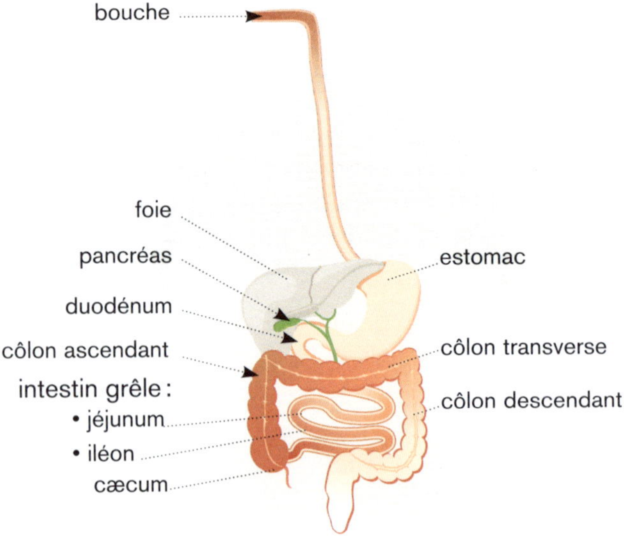

Répartition de la flore microbienne

La répartition des différents genres de germes dans le milieu intestinal se fait tout naturellement en fonction des caractéristiques des germes.

Les germes aérobies, par exemple, **ont besoin d'air libre et d'oxygène pour vivre**. Ils se trouvent par conséquent tout naturellement dans la partie supérieure de l'intestin grêle : au niveau du duodénum et dans le jéjunum, puisque l'air contenu dans l'estomac y pénètre encore facilement. **Les germes anaérobies n'ont pas besoin d'oxygène pour survivre**. Ils peuplent les lieux clos et pauvres en oxygène, donc la deuxième moitié de l'intestin grêle et le côlon.

Pour subsister dans un segment de l'intestin, les germes ne doivent pas seulement se trouver dans l'espace en question, mais s'y ancrer, c'est-à-dire **se fixer sur les parois de l'intestin**. Or, si pour une raison ou une autre les intestins ne souhaitent pas accueillir un germe, **les muqueuses intestinales sécrètent des lymphocytes qui les agressent et les chassent**. Ne pouvant adhérer aux parois, ils sont emportés par les selles vers l'extérieur du corps. Ils ne peuvent donc ni faire partie de la flore intestinale ni contribuer à la maintenir et la renouveler. C'est, en effet, principalement **à partir des germes fixés sur les parois de l'intestin que le renouvellement et l'entretien de la flore intestinale se font.**

Pour s'installer, les germes doivent aussi trouver **un espace libre**. Les territoires où séjourner sont l'objet d'une vive concurrence. D'innombrables germes différents cohabitent à tous les étages de l'intestin. Lorsqu'ils sont trop nombreux dans une région ou trop fermement implantés, un nouveau germe n'y trouvera pas de place pour s'y établir.

En plus des germes normaux qui la constituent, la flore intestinale peut accueillir passagèrement des germes pathogènes, mais ceux-ci ne font pas partie de la flore intestinale proprement dite.

À RETENIR

Les trois composantes de la flore intestinale :

- la flore **dominante**, stable et fixée aux parois intestinales (99 % de la flore) ;
- la flore **sous-dominante**, variable et plus ou moins fixée (0,9 % de la flore) ;
- la flore **fluctuante**, germes de passage et ne se fixant pas (0,1 % de la flore).

À chacun sa flore intestinale

Il n'y a pas de composition standard de la flore intestinale, c'est-à-dire une composition commune à tous les êtres humains. **Chacun en a une personnelle**. Certes, 50 genres de bactéries sont communs à 90 % de la population. Cependant 350 autres genres peuvent entrer dans la composition de la flore, ils le font de manière variée d'un individu à l'autre. La teneur en levure et champignons varie aussi d'un individu à l'autre.

Si la composition de la flore intestinale varie en fonction des genres de germes qui en font partie, elle le fait aussi en fonction du nombre de germes de chacun des genres. Certaines populations sont plus nombreuses car elles trouvent davantage de nourriture qui leur convient que d'autres populations.

EN RÉSUMÉ

Dans nos intestins réside un nombre extrêmement élevé de bactéries, champignons et levures. Ensemble, ces micro-organismes constituent notre flore intestinale. Loin d'être dangereux, ils sont nécessaires au bon fonctionnement de l'organisme.

CHAP. 2

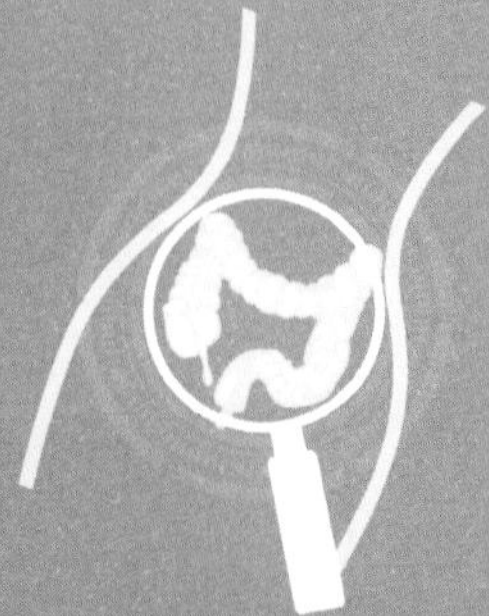

LES FONCTIONS DE LA FLORE INTESTINALE

Les germes de la flore intestinale ne sont pas des hôtes inutiles que le corps doit tolérer. Au contraire, leur activité lui est bénéfique à bien des égards. Certes, le travail que chaque germe effectue est minime, mais lorsqu'on le multiplie par les milliards de germes qui constituent la flore intestinale, cela représente une grande aide pour le corps.

La flore intestinale soutient l'organisme de différentes manières. Voici ses principales fonctions (à cause de son importance, la fonction immunitaire fera l'objet d'un chapitre entier).

Fonction digestive

Avant que les cellules du corps puissent bénéficier des nutriments que leur apportent les aliments, ces derniers doivent être réduits en particules suffisamment petites pour traverser les parois intestinales et être conduites par le sang aux cellules. Ce travail de préparation a lieu lors des digestions.

Les sécrétions de sucs digestifs par l'estomac, le foie, le pancréas et les intestins participent à **la division des aliments en particules** : les protéines en acides aminés, les graisses en acides gras, l'amidon en glucose, etc.

Bien que les sucs digestifs soient capables d'effectuer un énorme travail de transformation, ils ne peuvent pas tout. Une partie des nutriments de l'aliment peut leur échapper. Il y a 3 raisons à cela :

- certains aliments sont faits de **fibres plus ou moins dures** contenant des nutriments, mais qui échappent à l'action des enzymes digestifs ;
- les fibres forment **la trame** des tissus des aliments. Or, cette trame retient prisonniers des nutriments dans ses mailles ;

- lorsque certaines particules alimentaires gagnent l'intestin, elles ont encore **un volume trop grand** pour que les enzymes digestifs puissent agir ailleurs que sur leur surface. Leur centre n'est pas atteint et les transformations sont incomplètes.

Les nutriments épargnés par les digestions vont-ils rester inutilisés ?

Non, les germes de la flore intestinale se chargent d'effectuer les transformations encore nécessaires. Grâce aux enzymes qu'ils produisent, les germes intestinaux vont dégrader les fibres, décomposer la trame des tissus et réduire le volume des grosses particules. Des nutriments encore utiles sont ainsi libérés : des acides-aminés, des glucides, des vitamines, etc.

Ces ultimes transformations des aliments ne sont pas effectuées par les germes intestinaux dans le but d'être agréables à l'être humain, mais pour eux-mêmes. En effet, **ils doivent aussi se nourrir de quelque chose pour survivre**, ce sont les débris de nos aliments. En les attaquant, ils en libèrent les nutriments, ce qui leur permet de survivre. Cependant, ils en libèrent davantage qu'ils ne peuvent consommer. Le reste sera alors absorbé par le corps, si bien que c'est nous qui en profitons.

Les deux grandes catégories de germes

Les processus digestifs réalisés par la flore intestinale ont lieu grâce à deux grands genres de germes qui occupent des régions différentes des intestins.

Une première catégorie est composée de **germes de fermentation**, la seconde, de **germes de putréfaction**.

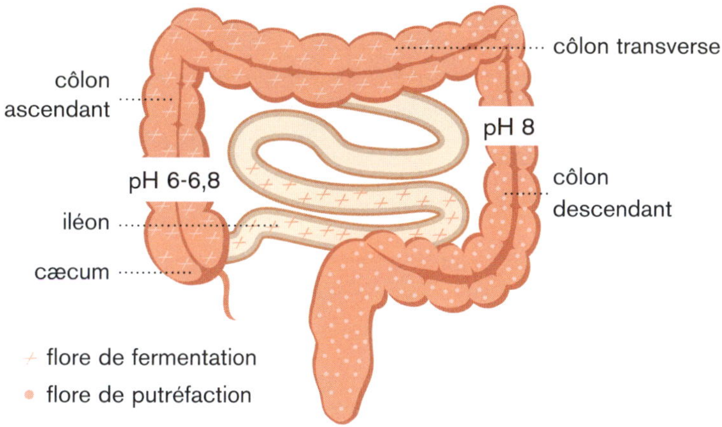

Répartition de la flore intestinale

Les germes de fermentation

Cette flore peuple la seconde moitié de l'intestin grêle, le côlon ascendant, et plus de la moitié du côlon transverse. Elle a un maximum de concentration au niveau du cæcum et du côlon ascendant. Les germes les plus représentés de cette flore sont des germes dont on entend beaucoup parler : **les lactobactéries acidophylius et bifidus**.

Les processus de fermentation qu'ils déclenchent portent sur les longues chaînes d'hydrates de carbone, tels que l'amidon, mais aussi les fibres tendres des céréales, des fruits et légumes, la peau des fruits, les nervures des salades, les fils des poireaux…

LE SAVIEZ-VOUS

Les lactobactéries ne sont pas liées au lait.

Les lactobactéries ne portent pas leur nom parce qu'elles viennent du lait, mais parce que leur activité produit de l'acide lactique. Les sources de lactobactéries sont aussi bien animales (lait, yogourt…) que végétales (légumes divers).

Les fibres comme la pectine, l'inuline et la lignine ne peuvent pas être digérées par nos sucs digestifs. Les germes de la flore intestinale peuvent cependant les transformer grâce aux processus de fermentation qu'ils déclenchent. Les fibres sont ainsi fragmentées en petites particules, ce qui libère les nutriments qu'elles contiennent.

Une question de digestibilité

Si la fibre tendre des céréales, la lignine, est dégradée par les germes de la flore intestinale, les fibres dures des céréales, le son, qui est fait de cellulose, ne l'est pas.

Le processus a lieu de manière similaire à ce qui se passe dans le tube digestif **des herbivores**. Chez les vaches, par exemple, la quantité de fibres qu'apporte l'herbe consommée est énorme. Ici aussi, les sucs digestifs de la vache ne suffisent pas, ils sont secondés par une abondante flore intestinale.

Les termites consomment aussi beaucoup de fibres puisqu'ils mangent du bois. Chez eux aussi, l'action des sucs digestifs est complétée par une flore intestinale très active qui décompose les fibres dures du bois.

Les feuilles qui tombent des arbres en automne forment un épais tapis. Sous l'action des bactéries du sol, elles sont décomposées. Au printemps, les feuilles ne sont plus visibles, elles se sont transformées en humus. Le jardinier qui fait un **compost** met en tas de nombreux débris végétaux : fleurs fanées, tonte de gazon, fanes de carottes et de pommes de terre, etc. Attaqués par les germes de fermentation, les débris sont transformés en une belle terre végétale.

Mais revenons au tube digestif de l'être humain. **Une conséquence des processus de fermentation qui y ont lieu sur les aliments est la production de substances acides :** acides lactique, acétique, propionique, butyrique, succinique et carbonique. Ces substances acidifient la partie des intestins où les germes de fermentation se trouvent. Elles créent un milieu légèrement acide (pH 6 à 6,8). Cependant, loin de mettre en danger l'existence des germes de fermentation, cette légère acidité favorise leur développement. Leur environnement doit en effet être légèrement acide pour qu'ils puissent prospérer.

Les germes de putréfaction

Cette flore occupe une petite partie du côlon transverse et l'ensemble du côlon descendant où sa concentration est la plus forte.

La flore de putréfaction dégrade les particules alimentaires non encore digérées. Il ne s'agit pas des fibres des aliments puisqu'elles ont été transformées plus haut dans les intestins par la flore de fermentation, mais des résidus protéiniques (viandes, poissons, œufs…) ou d'amidon (pain, pâtes, riz…).

La dégradation par putréfaction produit des déchets comme l'ammoniaque, l'indole, des scatols, des phénols, de l'hydrogène sulfuré, des ptomaïnes. Étant alcalines, **ces substances font du côlon descendant un milieu alcalin (pH 8).** Cette alcalinité est bénéfique pour le développement des germes de putréfaction.

À RETENIR

Flore	Zone d'habitation	pH du milieu
Flore de fermentation	■ intestin grêle ■ côlon montant ■ côlon transverse (1re moitié)	légèrement acide (pH 6 à 6,8)
Flore de putréfaction	■ côlon transverse (2e moitié) ■ côlon descendant	alcalin (pH 8)

L'action conjointe des flores de fermentation et de putréfaction permet la digestion complète des aliments. Chacune de ces flores agit à sa manière et dans sa portion de l'intestin. Bien que ne faisant que compléter l'action des sucs digestifs, elles sont absolument indispensables à l'organisme, il ne pourrait pas fonctionner sans elles.

L'absorption des nutriments

Une fois que les nutriments des aliments ont été rendus disponibles par les digestions, il faut encore qu'ils soient absorbés pour que les cellules puissent en bénéficier. L'absorption a lieu au niveau des muqueuses intestinales, plus précisément des villosités intestinales qui sont des replis très fins qui tapissent les parois de l'intestin grêle.

LE SAVIEZ-VOUS ?

L'absorption des nutriments se fait à 90 % - 95 % dans la deuxième moitié de l'intestin grêle et à 5 % - 10 % dans la partie terminale du côlon.

Lorsque l'intestin grêle est vide ou peu rempli, les villosités intestinales sont recroquevillées sur elles-mêmes. Les possibilités d'absorption sont alors réduites, car c'est entre ces plis que se trouvent les ouvertures (les entérocytes) par lesquelles les nutriments quittent l'intestin pour se rendre dans le sang, puis les cellules.
À l'inverse, lorsque les intestins sont remplis, leurs parois sont étirées ce qui redresse les plis des villosités intestinales et facilite l'accès aux lieux de passage des nutriments, donc l'absorption des nutriments.

Le remplissage de l'intestin se fait bien sûr par les aliments en transit, mais aussi par la flore intestinale lorsque celle-ci est saine et donc abondante. Comme nous l'avons vu, les milliards de germes qui séjournent dans nos intestins représentent un volume non négligeable de 1 à 2 litres. Ainsi, par leur présence massive, les germes contribuent à favoriser l'absorption des nutriments.

À RETENIR

Une bonne absorption évite les carences

Une bonne absorption de nutriments au niveau intestinal est fondamentale pour la santé. De cette manière le corps profite pleinement des nutriments que lui apportent les aliments et il reste en bonne santé.

Fonction de synthèse de vitamines et d'autres nutriments

Les vitamines et les acides aminés essentiels sont connus pour être des substances indispensables à la santé. Le corps n'étant pas capable de les produire lui-même, elles doivent impérativement lui être fournies. Des études récentes ont cependant montré que la flore intestinale, grâce à sa richesse enzymatique, était capable de synthétiser certains de ces nutriments.

Les nutriments que la flore intestinale peut synthétiser sont :

- **la vitamine B 12**
- **la vitamine B 1 ou thiamine**
- **la vitamine B 6**
- **la vitamine B 9 ou acide folique**
- **la vitamine PP ou niacine**
- **la vitamine N ou biotine**
- **la vitamine K**
- **divers acides aminés**

ATTENTION

Une aide en complément à l'alimentation

Les nutriments synthétisés par la flore intestinale ne couvrent pas, à eux seuls, tous les besoins du corps. Ils sont cependant un complément utile, dont peuvent bénéficier les personnes dont la flore intestinale est saine et vigoureuse.

Fonction antitoxique

D'innombrables substances toxiques peuvent pénétrer dans un organisme vivant et compromettre sa santé. Les cellules de l'organisme sont alors agressées, blessées ou détruites par celles-ci. Il en résulte des maladies fonctionnelles, lésionnelles, voire la mort.

Les germes de la flore intestinale n'échappent pas à cette menace. Ils ont beau être très petits, ils sont néanmoins des êtres vivants que l'action de certains poisons peut blesser et tuer. Les germes ne sont cependant pas sans défense face à cette menace. Comme tout être vivant, ils peuvent **lutter contre ces agressions**. Ils le font principalement à l'aide des enzymes qu'ils produisent eux-mêmes. Ces enzymes vont neutraliser les poisons en rendant inopérantes leurs particules toxiques ou en les décomposant en éléments plus simples qui, eux, sont inoffensifs. Ces éléments sont alors éliminés tels quels ou seront réabsorbés pour être utilisés par le corps.

Les germes de la flore intestinale peuvent facilement être sujets à des intoxications. De nos jours, de nombreux aliments transportent des substances toxiques avec eux (herbicides, pesticides, additifs alimentaires, poisons de la pollution, etc.). Les germes intestinaux sont donc les premiers à y être confrontés. De plus, ceux-ci partagent un espace de vie restreint avec des milliards d'autres individus, dont chacun produit des déchets, en partie toxiques. Pour survivre, les germes intestinaux doivent donc être capables de **les neutraliser**.

À RETENIR

La flore intestinale, un deuxième foie pour se détoxiquer

Grâce à leur grand nombre, les germes intestinaux effectuent un travail de détoxication énorme. Ce travail est estimé comme étant potentiellement équivalent à celui du foie, qui est connu comme étant l'organe du corps le plus puissant au point de vue détoxication. Avec la flore intestinale, notre corps dispose donc d'un « deuxième foie » pour se détoxiquer.

La neutralisation des toxiques par les germes intestinaux ne vise pas à nous protéger, nous, êtres humains, mais à se protéger eux-mêmes. Cependant, **nous profitons de leurs efforts**. En se protégeant de ces agressions, ils nous en préservent également puisque les poisons (ou, tout au moins, une partie d'entre eux) qui pourraient nous rendre malades sont neutralisés avant de pouvoir nous agresser.

Fonction de transit intestinal

Bien des gens souffrent de constipation plus ou moins sévère parce que leurs intestins sont paresseux.

Différentes conditions doivent en effet être remplies pour que le transit intestinal se fasse correctement. Certaines sont bien connues : **il faut que les intestins reçoivent suffisamment de ballast**[1] **et d'eau**. D'autres le sont moins, mais sont tout aussi importantes. Parmi celles-ci figure la nécessité d'avoir une flore intestinale saine et équilibrée. La flore intestinale normalise en effet le transit intestinal de différentes manières.

Action au niveau digestif

Les contractions péristaltiques, qui ont pour but de faire avancer le bol alimentaire tout au long des 7 mètres d'intestin, se font de manière intelligente. Tant que les aliments n'ont pas encore été totalement digérés dans un segment particulier de l'intestin, ils ne seront pas poussés plus avant. Les mouvements péristaltiques ralentissent pour permettre aux transformations de s'achever. Or, en divisant les aliments en petites

1. C'est-à-dire de fibres qui donnent du volume aux selles et d'eau.

particules, les germes intestinaux favorisent les transformations et suppriment le besoin d'un ralentissement. Les mouvements péristaltiques ne sont pas entravés, mais soutenus.

Préparation des selles

Les déchets alimentaires qui restent après que les digestions se sont achevées et que l'absorption des nutriments a eu lieu ne sont pas éliminés tels quels. Ils doivent être préparés afin de former des selles homogènes, uniformément humidifiées et de consistance molle. De telles selles sont alors faciles à éliminer. Tant que ce travail de préparation n'est pas terminé, le corps n'expulse pas les selles. Or, **la transformation des aliments en selles est du ressort des germes intestinaux, spécialement ceux du côlon**. Lorsque la flore intestinale est saine et abondante, la préparation des selles est rapide et leur transit facilité.

Production d'acide lactique

Les muscles péristaltiques ne se contractent que s'ils sont stimulés. Ce sont les nerfs disséminés dans les parois intestinales qui leur donnent les impulsions nécessaires. Une partie des stimulations résulte du frottement des fibres alimentaires contre les parois intestinales, une autre, de la forte extension de celles-ci lorsque l'intestin est rempli d'aliments. Mais une stimulation peut aussi venir du contact des muqueuses avec des substances « stimulantes », entre autres **l'acide lactique**. Or, un sous-produit de l'activité des germes de fermentation est l'acide lactique. Celui-ci stimule les terminaisons nerveuses des muscles péristaltiques, ce qui favorise le transit intestinal.

Stimulation de la production de mucus intestinal

Le contact des germes intestinaux avec les muqueuses intestinales a un effet légèrement irritant. Pour s'en préserver, les muqueuses sécrètent **un mucus protecteur**, dont la consistance onctueuse favorise le glissement des selles contre les parois. Ce mucus agit de manière identique à celle de l'huile dans un moteur. En effet, de même qu'un moteur ne fonctionne correctement que s'il a assez d'huile qui agit comme lubrifiant, de même les intestins ne feront progresser les matières qu'en présence de suffisamment de mucus.

LE SAVIEZ-VOUS !

La bile est aussi une aide.

Un effet lubrifiant sur les intestins est aussi obtenu grâce à la bile sécrétée par le foie.

EN RÉSUMÉ

La flore intestinale est composée de deux grandes catégories de germes : les germes de fermentation et ceux de putréfaction. La flore intestinale a de multiples fonctions : elle participe à la digestion des aliments, elle favorise l'absorption des nutriments, elle fabrique des vitamines et des acides aminés, elle neutralise les toxines et les poisons et elle stimule le transit intestinal.

CHAP. 3

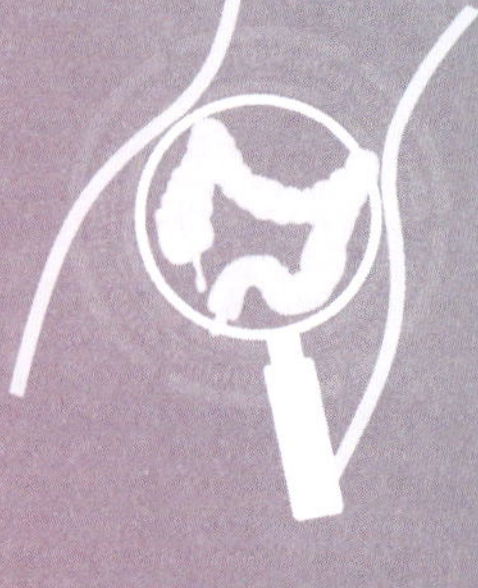

FLORE INTESTINALE ET DÉFENSES IMMUNITAIRES

Une autre fonction de la flore intestinale est sa contribution aux défenses de l'organisme. On parle beaucoup de la moelle épinière, de la rate et des ganglions lymphatiques comme étant les organes du système immunitaire, mais la flore intestinale en fait aussi partie. Elle agit d'ailleurs de manière très efficace pour protéger le corps contre les agressions microbiennes. Son action est double :

- *elle tue elle-même les microbes provenant de l'extérieur ;*
- *elle stimule le système immunitaire à le faire.*

Effet barrière

Un subtil équilibre existe entre les grandeurs des différentes populations de germes intestinaux, les surfaces de territoires qu'elles occupent, les portions des intestins qu'elles colonisent et les parts des aliments auxquelles chacune a droit. Cet équilibre n'est pas facile à briser par les microbes étrangers qui pénètrent dans l'intestin. Ces derniers ne peuvent en effet ni s'installer dans l'intestin, ni s'y multiplier car toutes les possibilités de résidence et de survie sont déjà judicieusement exploitées. L'espace vital pour se développer est absent et il leur manquerait de quoi s'alimenter. **Ainsi, par sa seule présence, la flore intestinale agit comme une barrière contre les germes pathogènes.** Elle évite qu'ils puissent déclencher des infections dans l'intestin ou dans d'autres parties du corps. L'effet barrière peut être total (effet drastique), dans ce cas les microbes ne peuvent pas du tout s'installer. Il peut être partiel (effet permissif) lorsqu'il laisse les microbes s'établir, mais en nombre suffisamment petit pour ne pas représenter de danger. En cas de déséquilibre de la flore intestinale, l'effet barrière peut aussi être nettement insuffisant. Les germes pathogènes s'installent alors et se multiplient, ce qui conduit à une infection déclarée.

LE SAVIEZ-VOUS ?

On parle beaucoup de nos jours de cet effet barrière en relation avec **la prise d'antibiotiques**. En effet, la destruction des microbes par ces médicaments s'étend souvent aussi aux germes de la flore intestinale. Or, lorsque celle-ci est fortement décimée, des espaces vitaux se libèrent. L'effet barrière ayant disparu, des microbes pathogènes prennent possession de ces espaces. En se multipliant, ils sont à l'origine de nouvelles infections.

Effet antibiotique

Les intestins constituent le milieu de vie des germes de la flore intestinale et ceux-ci ont besoin de ce milieu pour survivre. C'est pourquoi, aucun d'entre eux ne sera prêt à céder sa place à des envahisseurs. Il luttera contre eux et cherchera à les détruire. Il le fait en sécrétant des substances toxiques qui tuent les agresseurs. Ces substances sont en fait bien connues du grand public, car certaines d'entre elles sont utilisées en thérapie : **ce sont les antibiotiques.**

Ainsi, les germes intestinaux tuent une partie des microbes pathogènes qui entrent dans le corps, empêchant que nous soyons agressés par ces derniers. Cela n'a cependant lieu que lorsque la flore intestinale est saine.

Stimulation de la production de lymphocytes

La flore intestinale participe aussi aux défenses du corps en stimulant la production des petits « soldats » du système immunitaire, autrement dit les lymphocytes.

Origine intestinale des lymphocytes

De tous les lymphocytes produits dans le corps, 50 % d'entre eux le sont dans le tube digestif.

La flore intestinale en effet a une composition sans cesse changeante car elle varie en fonction de l'arrivée de microbes, pathogènes ou non, provenant de l'extérieur. Le système immunitaire doit donc continuellement vérifier quels microbes arrivent dans l'intestin. Il le fait grâce aux plasmocytes et aux plaques de Peyer.

Les plasmocytes sont des cellules tissulaires isolées, situées à intervalles réguliers dans la deuxième moitié de l'intestin grêle (l'iléon). Ils ressemblent à des lymphocytes B et T et comme eux, ils ont la capacité de détecter les microbes dangereux et d'analyser leurs caractéristiques. En se basant sur ces informations, ils vont produire des substances qui les neutralisent et les détruisent. Ces substances sont des immunoglobulines ou anticorps. **Elles ont la capacité de tuer les microbes, de les empêcher de se multiplier ou**

encore de se fixer sur les parois de l'intestin (ils seront donc emportés avec les selles).

Les plaques de Peyer sont disséminées dans les parois des intestins. Elles sont des agrégats de cellules dont la plupart sont des lymphocytes B. Les plaques de Peyer produisent aussi des anticorps comme le font les plasmocytes, mais en beaucoup plus grand nombre.

Ainsi, plus la flore intestinale est variée parce qu'elle reçoit toutes sortes de microbes différents de l'extérieur, plus la production d'anticorps est variée elle aussi, et par conséquent, plus le corps dispose d'une large palette d'anticorps pour se défendre face aux infections à venir.

Renforcement du système immunitaire

Mais une abondante flore intestinale a encore un autre bienfait au niveau du système immunitaire. La forte sollicitation des plasmocytes et des plaques de Peyer fait que ceux-ci non seulement se fortifient et deviennent capables de produire davantage d'anticorps, mais aussi qu'ils se multiplient, augmentant ainsi le nombre de sites de production des anticorps, ce qui renforce encore plus les défenses organiques. Cela est conforme à la loi de la nature qui fait que « la fonction crée l'organe », ce qui signifie que **plus un organe est sollicité, plus il se développe, se fortifie et devient performant.**

De cette façon, de nombreux anticorps sont prêts à entrer en action, non seulement au niveau des intestins, mais aussi, si besoin, dans d'autres parties du corps où les microbes pathogènes agressent les tissus. En effet, **le sang peut aisément les transporter partout dans l'organisme.**

Stérilisation des aliments et baisse de l'immunité

Étant donné que le système immunitaire est gardé actif et efficace grâce à ses nombreux contacts avec les microbes extérieurs, il est erroné de vouloir stériliser tous nos aliments pour éviter des infections. En procédant ainsi, on ne fait que réduire l'efficacité du système immunitaire en diminuant le nombre d'anticorps disponibles.

Action anti-inflammatoire

La fonction anti-infectieuse de la flore intestinale se double d'une action anti-inflammatoire. Les maladies inflammatoires sont en effet dues à l'agression des tissus soit par des microbes, soit par des substances toxiques. Or, **les germes intestinaux ont une bonne capacité à s'opposer à ces deux causes d'inflammation grâce à leurs fonctions antibiotique et antitoxique.** Leur action a donc un effet anti-inflammatoire.

À cette action générale s'ajoute une action plus spécifique. Certains germes intestinaux semblent sécréter des substances anti-inflammatoires, car il a été observé que lorsque la souche de germe en question diminue en nombre par rapport à la norme, une maladie inflammatoire se développe plus facilement. C'est le cas de la maladie de Crohn, par exemple, qui est caractérisée par l'inflammation des muqueuses intestinales, des douleurs abdominales et des diarrhées. Lors de cette maladie, la population des germes *Faecalibacterium* et *Firmientes* est beaucoup plus réduite que chez les personnes qui ne sont pas atteintes de cette maladie. Les chercheurs en ont conclu que **si ces germes intestinaux sont présents en nombre suffisant, une ou plusieurs substances qu'ils sécrètent empêchent les muqueuses intestinales de s'enflammer et sont donc anti-inflammatoires.**

EN RÉSUMÉ

La flore intestinale joue un rôle fondamental au niveau des défenses immunitaires :

- par sa présence, elle s'oppose à l'installation de germes pathogènes dans l'intestin (effet barrière) ;
- elle produit des substances antibiotiques qui tuent les microbes dangereux ;
- elle stimule la production de lymphocytes et d'anticorps ;
- par ses propriétés antitoxiques et antibiotiques, elle a aussi une action anti-inflammatoire.

CHAP. 4

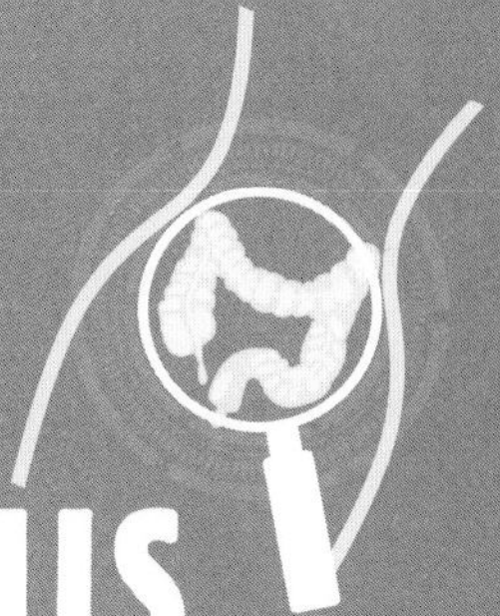

LES ENNEMIS DE LA FLORE INTESTINALE

On parle « d'ennemis de la flore intestinale » pour désigner les différents facteurs qui, en réduisant fortement la population des germes intestinaux, compromettent notre santé. Leur action destructrice ne s'exerce pas de manière uniforme sur tous les genres de germes intestinaux. Elle est très forte sur certains genres, mais faible ou inexistante sur d'autres. Les germes les plus atteints sont généralement les germes de fermentation dont le lieu de résidence est l'intestin grêle et le début du côlon, et beaucoup moins les germes de putréfaction qui vivent dans la partie terminale du côlon. Normalement, il existe un équilibre entre les populations de germes de fermentation et ceux de putréfaction. Lorsque cet équilibre est brisé, il en résulte de nombreux troubles de santé qui seront présentés dans le chapitre suivant.

La flore intestinale exécute de nombreuses fonctions utiles à l'organisme : digestion, détoxication, défenses immunitaires… L'efficacité de son travail est cependant dépendante du nombre des germes intestinaux. Lorsque la flore est abondante et forte, son travail sera bien meilleur que si elle est pauvre et faible. Par conséquent, tout facteur tendant à réduire le nombre de germes intestinaux a un effet préjudiciable. Différentes fonctions exécutées jusque-là par la flore, et sur lesquelles le corps comptait, ralentissent ou ne se font plus que faiblement ou mal.

LE SAVIEZ-VOUS ?

La flore intestinale a différents ennemis qui peuvent l'affaiblir. Le manque de fibres et la prise d'antibiotiques sont les plus dangereux.

Voyons d'abord qui sont ces ennemis de la flore intestinale, ennemis qui sont en relation avec notre hygiène de vie, si bien qu'ils sont des facteurs sur lesquels nous pouvons facilement agir.

Le manque de fibres

Chaque être vivant a une nourriture spécifique : les lions mangent de la viande, les vaches, l'herbe, etc. La nourriture des germes intestinaux de fermentation, elle, est constituée **des fibres contenues dans nos aliments.** Il est à noter que les fibres sont un aliment de choix des germes de fermentation et non de putréfaction, car normalement les fibres sont déjà digérées lorsqu'elles arrivent au niveau de ces derniers, à l'extrémité du côlon. Les germes de putréfaction se nourrissent **de protéines, de glucides et de lipides** qui n'ont pas été digérés complètement dans les étages supérieurs du tube digestif.

Si les germes de fermentation reçoivent des fibres en abondance, ils sont sains, forts et se multiplient aisément. La production de nouveaux germes est élevée et compense facilement les pertes de germes. En effet, constamment des germes meurent, sont tués par d'autres germes ou par des poisons, ou encore sont emportés avec les selles.

Lorsque les apports de fibres sont faibles, par contre, le nombre de germes de fermentation le sera aussi. La quantité de nourriture disponible conditionne en effet toujours la grandeur de la population qui en dépend. Des petites quantités de fibres ne peuvent ainsi nourrir qu'un petit nombre de germes. Le nombre de germes de fermentation diminue donc. Ces derniers sont aussi plus faibles, ce qui les rend plus réceptifs aux agressions, avec pour conséquence que leur nombre diminue encore.

Les fibres alimentaires dont se nourrit la flore de fermentation sont les mucilages, la pectine et différents oligosaccharides. Ces fibres sont toutes d'origine végétale. En conséquence, **les personnes qui ne mangent pas assez d'aliments**

végétaux comme les fruits, les légumes, les céréales, les noix et les légumineuses sont carencées en fibres. Cela se traduit par une alimentation pauvre en salade verte, crudités (carottes, céleri…), légumes cuits, soupes de légumes maison, noix (amandes, noisettes), pain, pâtes et flocons complets.

TRUCS ET ASTUCES

Les aliments riches en fibres ne doivent pas être consommés tous les quelques jours, mais **plusieurs fois par jour**. Ils doivent également l'être **sous forme complète** : pain complet, riz complet, pâtes complètes…, car les céréales raffinées (pain blanc et pâtes blanches) ne contiennent que peu de fibres.

L'importance des fibres pour la flore de fermentation vient du fait que les germes de fermentation dépendent totalement d'elles pour survivre et travailler. Ils ne peuvent pas se nourrir d'autre chose que d'elles. **Un apport de fibres en suffisance est donc un facteur clé de la santé de la flore intestinale et par conséquent de la nôtre.**

Le manque de liquide

Le milieu intestinal est un milieu liquide. Les aliments y progressent sous forme de purée obtenue grâce à **la sécrétion de 7 litres de sucs digestifs par jour**.

Les germes intestinaux ont besoin de ce milieu humide pour prospérer. Toute diminution trop importante de liquide dans l'intestin leur est préjudiciable et leur nombre diminue. C'est le cas chez les personnes qui ne boivent pas les **2 à 2,5 litres de liquide (eau, tisane…) par jour** dont le corps a besoin et qui ne mangent que peu de fruits et légumes juteux. Les tissus organiques manquent de liquide et en prélèvent dans les intestins. Les selles se dessèchent. Cela conduit à la constipation, mais aussi à un appauvrissement de la flore intestinale.

LE SAVIEZ-VOUS ?

Les sucs digestifs

Chaque jour le corps sécrète 1 litre de salive, 1,5 litres de sucs gastriques, 0,75 litre de sucs pancréatiques, 0,75 litre de bile, 3 litres de sucs intestinaux.

L'excès d'aliments crus

Les fruits et les légumes crus sont bénéfiques à notre santé car ils sont riches en vitamines, minéraux, oligo-éléments et enzymes. Il est donc recommandé d'en manger régulièrement de bonnes portions. Voulant bien faire, certaines personnes exagèrent et en mangent quotidiennement de trop grandes quantités.

Les fibres qu'apportent ces aliments sont certes une nourriture de choix pour la flore intestinale. Il n'en reste pas moins qu'un trop-plein de fibres a pour effet de fortement racler les muqueuses intestinales, ce qui stimule trop intensément les mouvements péristaltiques. Le transit intestinal s'accélère et les matières sont vigoureusement poussées en avant, ce qui emporte les germes intestinaux vers le bas. Ils ont plus de peine à se fixer sur les parois de l'intestin pour s'y implanter et s'y multiplier. La flore intestinale s'appauvrit et se renouvelle mal.

LE SAVIEZ-VOUS ?

- La consommation de fruits et de légumes cuits n'a pas cet inconvénient, puisque les fibres sont ramollies par la cuisson et, par conséquent, sont moins stimulantes.
- La consommation de grandes quantités de jus de légumes et de jus de fruits que pratiquent certaines personnes ne présente pas non plus les inconvénients mentionnés ci-dessus, puisque en principe les jus ne contiennent plus ou que très peu de fibres.

Les causes d'un transit intestinal trop rapide

Un transit intestinal trop rapide, c'est-à-dire l'évacuation quotidienne de 2 à 3 selles liquides plutôt qu'une selle bien moulée, n'est pas seulement causé par un excès de crudités. Il peut être engendré par :

- le stress ;
- l'abus de café et d'autres excitants ;
- les mélanges alimentaires indigestes provoquant la production de substances irritantes : indole, scatols…

La voie de sagesse est pour chacun de trouver les proportions d'aliments crus et cuits qui lui conviennent. De cette manière, il nourrit bien sa flore intestinale sans lui faire de tort par des abus.

La suralimentation en farine blanche, pain blanc, riz blanc...

Le raffinage des céréales prélève les couches extérieures des grains, celles où se trouvent principalement les fibres. Les céréales raffinées ne sont cependant pas totalement exemptes de fibres, mais elles en contiennent beaucoup moins que les céréales complètes. Quelqu'un qui ne consomme que du pain blanc, du riz blanc et des pâtes blanches a une flore intestinale bien moins nourrie et par conséquent moins développée qu'elle le devrait.

La suralimentation en graisses

Le suc digestif responsable de la digestion des graisses est la bile sécrétée par le foie. Quelqu'un qui mange beaucoup d'aliments riches en graisse : beurre, crème, fromage, saucisse, friture, pâtisserie… sollicite fortement son foie. Or, la bile que celui-ci sécrète est alcaline. Les sécrétions étant quantitativement importantes, **la bile alcalinise fortement l'intestin grêle**. Les germes de fermentation ne pourront pas s'y développer correctement puisqu'ils ont besoin d'un milieu qui est légèrement acide. Leur nombre diminue en conséquence.

La suralimentation en viande et protéines animales

La viande contient des fibres, mais **ce ne sont pas des fibres végétales**, les seules dont les germes de fermentation peuvent se nourrir. Le fromage et les œufs en sont totalement exempts. Les grands mangeurs de viande, fromage et œufs consomment donc des aliments qui ne contribuent en rien à nourrir et entretenir la flore de fermentation.

L'alcool

L'abus d'alcool est connu pour avoir un **effet desséchant** qui, à la longue, conduit à la sclérose des muqueuses gastriques et intestinales. En effet, à son contact les cellules perdent leur liquide de constitution et meurent. Cet effet desséchant se manifeste aussi sur les germes intestinaux, ce qui peut conduire à un affaiblissement de la flore intestinale.

Les purges

L'évacuation quotidienne des selles conduit tout naturellement à l'élimination d'un certain nombre de germes intestinaux. Ceux-ci se trouvent en effet mêlés au bol fécal et ne peuvent faire autrement que de quitter l'organisme avec lui. Cette perte de germes cependant est compensée par la production de nouveaux germes par la flore intestinale résidente.

Les pertes sont cependant beaucoup plus grandes lorsque quelqu'un prend une purge. Le but des purges est en effet de vider énergiquement l'intestin de son contenu. La purge emporte donc vers l'extérieur une grande quantité de matières fécales, mais également de nombreux germes intestinaux. La flore intestinale en est momentanément affaiblie.

Les antibiotiques

Les antibiotiques, qui appartiennent aux remèdes le plus souvent prescrits de nos jours, sont un autre grand ennemi de la flore intestinale. Leur rôle est de tuer des êtres vivants qui agressent le corps. Les êtres vivants visés sont les microbes pathogènes, mais en pratique les antibiotiques peuvent aussi tuer des germes de la flore intestinale.

LE SAVIEZ-VOUS ?

L'action des antibiotiques peut être très rapide. Il suffit de 5 à 7 jours de prise de certains antibiotiques pour que la flore intestinale soit réduite à 50 % et que des effets néfastes se fassent sentir pendant 3 à 6 mois.

Les antibiotiques sont différemment néfastes pour la flore intestinale. Certains le sont plus que d'autres. Différents facteurs entrent en ligne de compte.

La puissance de l'antibiotique

Certains antibiotiques sont **extrêmement puissants**. Ils tuent avec certitude le microbe pathogène contre lequel il est utilisé, mais malheureusement aussi des germes intestinaux qui sont sensibles à son action.

La largeur du spectre d'action

Certains antibiotiques sont capables de tuer de nombreux germes différents, leur spectre d'action est large. D'autres antibiotiques ne sont actifs que sur une bactérie ou une autre, leur spectre d'action est étroit. **Les antibiotiques à large spectre d'action**, étant moins « spécialisés », s'attaquent à des caractéristiques que beaucoup de microbes possèdent. Ils auront ainsi plus facilement une action néfaste sur des germes de la flore intestinale.

La durée du traitement

Les antibiotiques agissent plus ou moins vite sur les microbes. **Lors d'un traitement court**, certains germes intestinaux sur lesquels un antibiotique pourrait être actif échappent à leur action, étant donné que le laps de temps pendant lequel ils sont en contact est trop court. Les dégâts sur la flore intestinale seront alors moindres.

À l'inverse, **lors d'un traitement de longue durée**, le contact s'étend dans le temps. L'action de l'antibiotique est beaucoup plus profonde et complète, et de nombreux germes intestinaux peuvent être tués.

La répétition des traitements

Certains germes intestinaux survivent à un antibiotique auquel ils sont pourtant sensibles. Ils n'en restent pas moins affaiblis et ne pourront pas résister à un nouveau traitement trop rapproché.

À RETENIR

Comment éviter la destruction de la flore intestinale lors d'infections ?

Les antibiotiques de laboratoire ne sont pas les seuls existants. De nombreuses plantes médicinales : thym, eucalyptus, lapacho... ont un effet antibiotique et la particularité de ne pas détruire la flore intestinale (voir du même auteur *Alternatives naturelles aux antibiotiques*, Éditions Jouvence).

La chimiothérapie

Une technique de soins utilisée en cas de cancer est la chimiothérapie. Elle utilise des substances chimiques toxiques pour tuer les cellules cancéreuses. Certains germes intestinaux qui entrent en contact avec ces substances y sont sensibles et en meurent.

EN RÉSUMÉ

La flore intestinale a des ennemis qui peuvent l'affaiblir ou la détruire :

- une alimentation pauvre en fruits, légumes et céréales complètes prive la flore intestinale des fibres dont elle a besoin pour se nourrir ;
- la suralimentation en protéines, en sucre blanc et en graisses modifie de manière néfaste l'environnement des germes intestinaux ;
- la prise d'antibiotiques tue la flore intestinale ;
- l'excès de purges chasse la flore intestinale vers le bas de l'intestin.

CHAP. 5

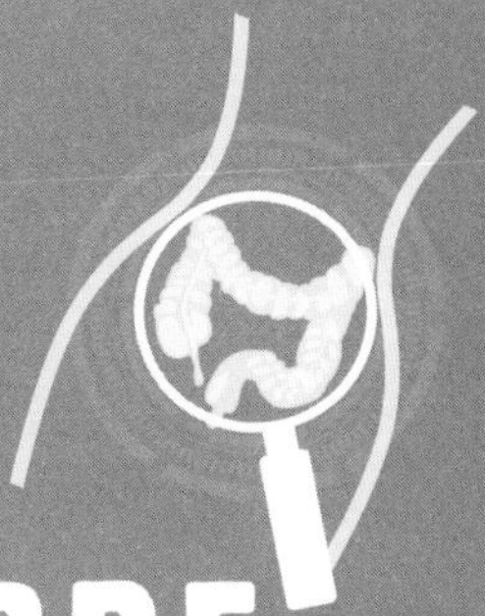

DÉSÉQUILIBRE DE LA FLORE INTESTINALE ET MALADIES

Les ennemis de la flore intestinale diminuent le nombre de germes de fermentation. Ce fait est déjà néfaste en soi, mais il s'y en ajoute un autre : un déséquilibre entre les populations de germes de fermentation et de putréfaction, qui, lui aussi est préjudiciable à notre santé. En effet, de nombreux troubles de santé différents ont pour cause une flore intestinale déséquilibrée.

Le déséquilibre de la flore intestinale

La flore de fermentation et la flore de putréfaction forment, à elles deux, la flore intestinale de l'être humain. La qualité de cette flore réside **dans l'équilibre de ces deux groupes de germes**. Dans cette association, les germes de fermentation prédominent. Cela est normal parce qu'ils colonisent une portion beaucoup plus grande des intestins que les germes de putréfaction : tout l'intestin grêle (5 m) et une grande partie du côlon (environ 1 m), contre le côlon descendant (environ 50 cm) pour les germes de putréfaction.

On parle néanmoins d'équilibre entre les deux flores, lorsque chacune occupe sa portion des intestins sans envahir celle de l'autre. Dans cette situation, **la flore intestinale est composée à 85 % de flore de fermentation et à 15 % de flore de putréfaction**. Ces proportions sont celles d'une flore intestinale saine. Toute modification par contre est un signe de déséquilibre et de mauvaise qualité de la flore intestinale. De telles modifications sont engendrées par les ennemis de la flore intestinale présentés dans le chapitre précédent.

Voyons comment **l'alimentation**, par exemple, peut avoir un effet déséquilibrant sur la flore intestinale. Pour survivre, les germes intestinaux dépendent des aliments que nous consommons puisqu'ils y trouvent les nutriments dont ils ont besoin. Ainsi, lorsque les aliments qui leur sont nécessaires sont présents en abondance, leur nombre augmente.

L'inverse a lieu lorsqu'ils n'arrivent qu'en quantité réduite : le nombre de germes diminue.

De nos jours cependant, l'alimentation suivie par la majorité des gens est pauvre en fruits, en légumes et en céréales complètes. Elle ne contient donc que peu de fibres nécessaires aux germes de fermentation. L'alimentation actuelle par contre est abondante en viande et protéines diverses, aliments par excellence des germes de putréfaction. **Cette manière de se nourrir a donc pour effet que la flore de fermentation diminue, tandis que celle de putréfaction augmente.** Ces modifications peuvent prendre une telle ampleur que les proportions entre les deux flores vont presque jusqu'à s'inverser.

Lorsqu'une telle inversion a lieu, la flore de putréfaction devient trop abondante pour rester confinée dans le côlon descendant. Pour survivre, sa population doit agrandir son espace vital. La seule possibilité qui lui est offerte est de remonter dans l'intestin. La flore de putréfaction va donc se déployer en dehors de son territoire normal, en direction des côlons transverse et ascendant. Cette expansion est possible et se fait d'autant plus facilement que la flore de fermentation qui devrait s'y trouver est clairsemée à cause du déséquilibre. Elle ne représente donc plus un obstacle, comme auparavant, à l'avancée des germes de putréfaction. **L'effet barrière a disparu**. De plus, la flore de fermentation étant plus réduite, l'acidité qu'elle produisait – et qui était une autre barrière contre l'invasion des germes de putréfaction – n'existe plus. Le milieu devient plus alcalin, ce qui favorise aussi l'invasion des germes de putréfaction qui en ont besoin pour survivre et se multiplier.

Le déséquilibre de la flore intestinale décrit ici à propos du manque de fibres peut être répété en relation avec l'action néfaste des antibiotiques et des autres ennemis de la flore intestinale. Les ennemis de l'intestin ont tous une action déséquilibrante sur la flore intestinale. Soit qu'ils diminuent la flore de fermentation (c'est le cas le plus courant), soit qu'ils augmentent celle de putréfaction (excès de protéines, de graisses…). Le résultat final est à chaque fois un déséquilibre de la composition de la flore intestinale qui empêche celle-ci d'accomplir correctement ses fonctions. De nombreux troubles différents peuvent alors en résulter. Les principaux sont les suivants.

Indigestions

De bonnes digestions sont le résultat d'une activité conjointe des sucs digestifs et de la flore intestinale. Si la participation de l'un fait défaut ou ne se manifeste que partiellement, ce qui est le cas lorsque la flore intestinale est défectueuse, la digestion des aliments est compromise. Les aliments mal digérés stagnent dans le tube digestif. L'état congestif qui en résulte engendre les différents symptômes des indigestions : **abdomen sensible à la pression, douleurs, nausées, vomissements, mal-être général, maux de tête…**

Gaz, ballonnements

La production de gaz est un phénomène normal pendant les digestions. Elle est cependant minime, car elle provient avant tout de l'activité des germes de putréfaction qui normalement sont cantonnés dans le côlon descendant. **Les gaz sont alors emportés facilement sous forme non gazeuse par le sang et expulsés par les voies respiratoires avec l'air expiré sans qu'on ne le remarque.**

Lorsqu'il y a un déséquilibre de la flore intestinale cependant, les germes de putréfaction envahissent toute la longueur du côlon et la fin de l'intestin grêle. Ils sont donc beaucoup plus nombreux et les gaz produits sont en quantité plus importante. La masse de gaz peut ainsi dépasser les capacités d'expulsion du corps. Ceux-ci stagnent dans l'intestin, ce qui donne cette sensation de gonflement typique des troubles de ballonnement. Les gaz peuvent aussi être expulsés vers l'extérieur par le bas des intestins, ce qui donne des troubles de flatulence.

L'odeur des gaz provient avant tout de la putréfaction des protéines. La transformation de celles-ci donne de l'indole et du scatol, qui sont des substances particulièrement odorantes. Plus la flore est perturbée, avec une prépondérance de germes de putréfaction, plus l'odeur est nauséabonde.

LE SAVIEZ-VOUS ?

Les gaz sans odeur proviennent d'une faiblesse de la flore intestinale, non plus face aux protéines, mais face aux glucides (sucre blanc, sucreries, pain blanc, pâtes blanches…).

Langue blanche, bouche pâteuse

Bien des gens ont la langue blanche plutôt que rose et se lèvent le matin avec une bouche pâteuse. Une des causes en **est l'augmentation de la flore de putréfaction qui conduit à une importante production de substances toxiques** (en plus de celles de gaz dont nous venons de parler).

Absorbées par le sang, ces substances sont conduites au foie pour être neutralisées. Le foie peut cependant être dépassé par la masse des poisons. Il laissera le sang les emporter plus loin. Ils se répandent alors dans le corps qui cherchera à s'en débarrasser, entre autres en les éliminant par les muqueuses du système digestif. La langue peut ainsi se saturer de déchets et devenir blanche. On dit d'ailleurs qu'elle est « chargée ». La bouche, elle, devient « pâteuse ». Ces troubles disparaissent lorsque la flore intestinale est à nouveau équilibrée.

À RETENIR

Hippocrate (460 - 377 av. J.-C.), le père de la médecine, a dit : « Toutes les maladies commencent dans l'intestin », soulignant ainsi indirectement l'importance de la flore intestinale.

Les diarrhées

Les digestions ont pour but de diviser les aliments en très petites particules, afin de pouvoir les intégrer à nos tissus.

Tant qu'ils n'ont pas atteint ce stade, les fragments d'aliments sont encore des corps étrangers pour l'organisme. C'est le cas lorsque la flore intestinale est déficiente, puisqu'elle ne joue plus son rôle au niveau digestif. Les fragments mal digérés agressent les parois des intestins. Ils les irritent et les enflamment. **Les intestins cherchent alors à s'en débarrasser le plus vite possible, ce qu'ils font en sécrétant davantage de mucus pour déconcentrer les substances qui les agressent.** Cette production accrue de mucus a pour conséquence que les selles se liquéfient, elles deviennent ainsi plus faciles à éliminer. L'élimination rapide et répétée de selles molles et liquides qui en résulte est ce que l'on appelle une diarrhée.

LE SAVIEZ-VOUS ?

Si la prise d'antibiotiques a pour effet secondaire bien connu la diarrhée, c'est qu'ils affaiblissent la flore intestinale et, par là, ses capacités de digestion.

Lorsque les diarrhées sont de courte durée, elles peuvent être causées par **un repas trop riche** : la flore intestinale n'est pas impliquée. Lorsqu'elles se répètent dans le temps, les selles étant toujours trop liquides et défaites, **une déficience de la flore intestinale est en cause.**

Allergies alimentaires

Lorsque le déséquilibre de la flore intestinale dure dans le temps, la quantité de substances toxiques que produit la flore de putréfaction pénètre régulièrement dans le sang, sollicitant constamment une réponse immunitaire. À la longue, le système immunitaire finit par devenir hypersensible et hyper-réactif. À cause de ce dérèglement, il déclenchera des réactions de défense trop fortes et se portant aussi sur des substances alimentaires anodines. **Les énergiques réactions qu'utilise le corps pour se défendre sont dites des réactions allergiques.** Elles peuvent se manifester sous forme de **spasmes des voies digestives** (douleurs abdominales) ou **des voies respiratoires** (toux, asthme…) et **sous forme d'éruptions cutanées** (urticaire, eczéma…).

LE SAVIEZ-VOUS ?

Lors d'allergies alimentaires, les fortes réactions de défense ne témoignent pas de la dangerosité réelle de l'aliment, mais du dérèglement du système immunitaire, dérèglement engendré par la déficience de la flore et des muqueuses intestinales.

Porosité des intestins et auto-intoxication

Lorsque la flore intestinale décompose mal les aliments en petites particules utilisables par le corps et ne neutralise pas les déchets, poisons et toxiques, des grosses molécules alimentaires et des poisons agressent les parois des intestins. À la longue, **des micro-lésions se produisent**, ce qui rend les intestins poreux.

La porosité des muqueuses intestinales est des plus préjudiciables à la santé, car désormais **la porte est ouverte aux toxines et aux poisons pour entrer dans le corps.** En effet, au lieu de ne laisser passer que des substances utiles à l'organisme, les muqueuses intestinales autorisent aussi des poisons divers à pénétrer dans le sang. De là, ces substances nuisibles gagneront l'ensemble du corps. **Cette intoxication sournoise dégrade le terrain organique et est à l'origine de multiples maladies.**

À RETENIR

Une notion de base de la médecine naturelle

Une accumulation de toxines dans le terrain est, d'après la médecine naturelle, la cause profonde de la majorité de nos maladies.

Maladies auto-immunes

Les toxines et autres substances nuisibles produites par les germes pathogènes de la flore intestinale ne sont pas dangereuses pour le corps lorsque celle-ci est équilibrée. Les germes pathogènes ne sont qu'en petit nombre et la quantité de poisons qu'ils produisent est si réduite qu'elle peut facilement être neutralisée par les autres germes intestinaux. La situation change lorsque la flore intestinale s'affaiblit et l'effet barrière n'est plus assez actif contre les germes pathogènes. Ces derniers augmentent fortement en nombre et la quantité de substances nuisibles produite augmente en conséquence. Parmi celles-ci se trouvent des substances très toxiques, par exemple l'acétaldéhyde, qui a la propriété de **modifier la structure de certaines protéines du corps.**

Le système immunitaire va donc désormais repérer dans les tissus organiques ces cellules constituées de protéines différentes de celles du reste de l'organisme. Il les considérera tout naturellement comme étrangères, donc dangereuses et nécessitant une réaction défensive de sa part. **Le système immunitaire envoie alors des lymphocytes pour les détruire. Mais en faisant cela, le corps s'est retourné contre lui-même. Il s'autodétruit.**

Les maladies auto-immunes qui en résultent peuvent toucher les intestins (cœliaquie, maladie de Crohn, recto-colite hémorragique), les muscles (myasthénie), les nerfs (sclérose en plaques), la peau (vitiligo, psoriasis…), etc.

Troubles psychiques

Lorsque la flore se déséquilibre, les germes de putréfaction se multiplient et la production des toxines hautement nocives augmente. Ces toxines sont transportées partout dans le corps par le sang. Elles perturberont le fonctionnement de nombreux organes, y compris celui **du système nerveux et du cerveau**, ce qui revient à perturber notre vie psychique. La manière de ressentir la vie et de l'aborder peut être altérée, ce qui conduit certaines personnes à souffrir **d'angoisse, de peur ou de dépression**.

Maladies infectieuses diverses

Un déséquilibre de la flore intestinale favorise l'éclosion de maladies infectieuses. L'effet barrière n'agissant plus à plein, certains microbes se multiplient et manifestent pleinement leurs effets nocifs sur le corps.

Les microbes responsables des infections sont d'origines diverses et de genres différents. **Trois cas principaux sont possibles :**

Microbes pathogènes externes

Un microbe nocif pénètre dans le corps **par le biais des aliments ou des boissons.** Si la flore intestinale est déficiente, il ne doit pas faire face à une population de germes très élevée ou très forte. Il trouvera ainsi facilement un espace où s'installer et de la nourriture en suffisance. Il s'y multipliera et lorsque sa population aura suffisamment augmenté, il déclenchera **une infection**.

LE SAVIEZ-VOUS ?

C'est le cas de la « tourista » qui est une gastro-entérite avec diarrhée que les touristes attrapent en visitant les pays chauds. Ou plus précisément, les personnes dont la flore intestinale est faible, car tous les touristes ne l'attrapent pas.

Microbes pathogènes internes

Les microbes nocifs qui nous rendent malades ne proviennent pas tous de l'extérieur. Certains sont déjà présents dans notre corps au niveau de la flore intestinale, mais en trop petit nombre pour être dangereux. La situation change lorsqu'un déséquilibre de la flore s'installe et qu'elle s'affaiblit. N'étant plus soumis à l'effet barrière, ces microbes nocifs se multiplient et, en se déplaçant, rendent malade un organe ou un autre de notre corps.

Les staphylocoques et les streptocoques sont des microbes très répandus dans notre environnement (l'eau, la terre), mais qui résident également en petit nombre dans notre intestin. Le plus souvent, ils nous rendent malades **en pénétrant dans nos voies respiratoires ou une plaie depuis l'extérieur**. Parfois cependant, chez les personnes dont la flore intestinale est faible, ce sont des staphylocoques et des streptocoques de la flore intestinale qui déclenchent des infections en se multipliant. Elles prennent des formes variées selon leur localisation : entérite, infections urinaires, angine, rhino-pharyngite, pneumonie, furoncle, abcès, impétigo, artérite, endocardite, méningite, septicémie, etc.

Parmi les autres microbes pathologiques qui se trouvent normalement dans la flore intestinale, on compte l'*Escherichia coli* (entérite et cystite), le *Klebsiella* (infections respiratoires, du tube digestif et du système urogénital), le *Shigella* (dysenterie), la *Salmonella* (typhoïde), etc.

Comme on peut le constater, les infections que ces microbes déclenchent ne sont pas limitées aux intestins. La raison en est que ces microbes se déplacent. Soit ils remontent le tube digestif pour gagner les voies respiratoires hautes, soit ils colonisent les voies génito-urinaires. Une partie d'entre eux quitte aussi le milieu intestinal par les micro-lésions des parois intestinales et le sang les transporte ensuite dans d'autres parties du corps.

LE SAVIEZ-VOUS ?

80 % des cystites sont déclenchées par l'*Escherichia coli*, un hôte habituel de nos intestins, puisqu'il fait partie de la flore intestinale. Lorsque celle-ci vient à se déséquilibrer, il se multiplie et migre vers les voies urinaires où il déclenche une infection douloureuse.

Microbes non pathogènes internes

De nombreux germes de la flore intestinale sont inoffensifs en soi dans des conditions normales. Par conditions normales, il faut entendre lorsqu'ils sont localisés dans un organe qui les tolère bien et qu'ils sont en suffisamment petit nombre. Mais **s'ils se multiplient et migrent vers d'autres organes qui tolèrent mal leur présence, les germes cessent d'être inoffensifs pour devenir nocifs.**

C'est le cas, par exemple, du ***Candida albicans***, un champignon, plus précisément une levure, qui est un hôte normal de l'intestin. Habituellement, sa population est réduite et il joue un rôle insignifiant. Il serait probablement resté inconnu du grand public si la destruction de la flore intestinale par des antibiothérapies abusives ne lui avait pas permis de se multiplier à outrance. Il colonise alors le tube digestif, migre **vers les voies respiratoires, génito-urinaires et la peau** où il cause des infections et des mycoses. Le candida est aussi à l'origine **d'une fatigue chronique, de dérèglements hormonaux et immunitaires.**

Les nombreuses toxines différentes qu'il sécrète (environ 80) peuvent aussi atteindre le système nerveux. Il en résulte des troubles nerveux et émotionnels tels que **anxiété, irritabilité, peur, humeur changeante, manque de concentration et faiblesse de la mémoire.**

Maladies inflammatoires

Certaines des substances produites par les germes de la flore intestinale agissent de manière irritante et agressive sur nos tissus. Ces substances ont donc des propriétés pro-inflammatoires.

Lors d'un déséquilibre de la flore intestinale, la production de substances pro-inflammatoires augmente fortement. Leur contact avec les muqueuses intestinales conduit à la longue à différents troubles inflammatoires tels que le syndrome du **côlon irritable, l'entérite, la colite…**

Les substances pro-inflammatoires peuvent aussi quitter l'intestin et migrer dans d'autres parties du corps. Par exemple, vers **le système génito-urinaire** (cystite, urétrite, vaginite…),

les voies respiratoires (bronchites...), **les muscles** (lumbago, fausse sciatique...), etc.

Obésité

La suralimentation qui conduit à l'obésité déséquilibre la flore intestinale. Ce déséquilibre semble favoriser la prise de poids chez les personnes prédisposées : **des substances sécrétées par certains germes faciliteraient le stockage des graisses dans les tissus.** Par ailleurs, il a été observé que les personnes ayant une flore intestinale déséquilibrée et peu variée prenaient plus facilement du poids que celles dont la flore était équilibrée et variée.

EN RÉSUMÉ

- La flore intestinale est dite équilibrée ou saine lorsqu'elle est composée à 85 % de flore de fermentation et à 15 % de flore de putréfaction.
- Lorsque les germes de fermentation diminuent en nombre, la population de germes de putréfaction s'accroît et envahit le territoire des germes de fermentation. Ce déséquilibre engendre différents troubles de santé.
- Les problèmes intestinaux résultant d'un déséquilibre de la flore intestinale sont : les indigestions, les gaz, les ballonnements, les diarrhées et la constipation.
- Les troubles généraux engendrés par une perturbation de la flore intestinale sont : les infections, les inflammations, les allergies alimentaires, les maladies auto-immunes, certaines perturbations psychiques et la prise de poids.

2

COMMENT RECONSTRUIRE SA FLORE INTESTINALE ?

Trois approches différentes (qui se complètent) sont utilisées pour reconstruire la flore de fermentation.

Première approche

Elle consiste à **bien nourrir les germes de fermentation grâce à la consommation d'aliments riches en fibres, appelés prébiotiques.** Étant forts et sains, les germes de fermentation se multiplient facilement. Il s'agit cependant d'un processus lent qui s'étend dans le temps. Le besoin peut donc se faire sentir de procéder de manière plus intensive. C'est ici qu'intervient la deuxième approche.

Deuxième approche

Elle consiste à **implanter dans les intestins un grand nombre de germes de fermentation provenant de l'extérieur.** Concrètement, cela se fait au moyen de **probiotiques**, c'est-à-dire des aliments ou des préparations spéciales qui contiennent un nombre élevé de ces germes. On n'attend donc pas que les germes présents se multiplient, mais on en apporte de nombreux directement de l'extérieur. Ainsi, la population s'accroît et retourne peu à peu à la normale.

Troisième approche

Elle est indirecte. **Elle agit sur les germes de putréfaction et cherche à en réduire le nombre.** En effet, toute diminution de ceux-ci favorise l'augmentation de la flore de fermentation.

CHAP. 6

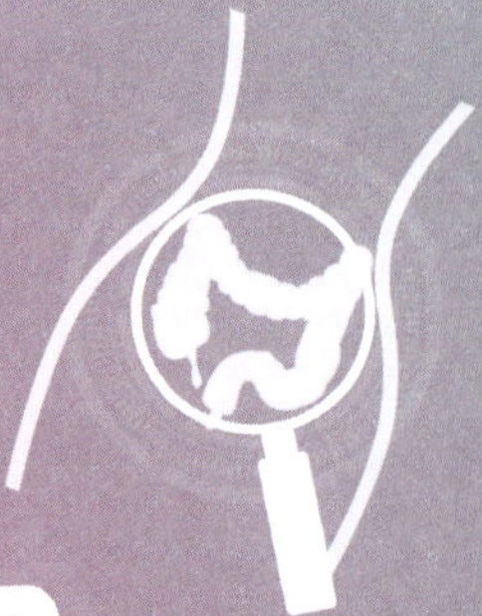

BIEN NOURRIR LES GERMES DE FERMENTATION : LES PRÉBIOTIQUES

Les prébiotiques sont des substances alimentaires de la famille des glucides qui favorisent l'activité et la multiplication des germes de fermentation. Ils se présentent sous forme de fibres végétales qui ne peuvent être digérées par l'être humain, mais qui le sont par les germes de fermentation, en particulier ceux résidant dans le bas de l'intestin grêle et dans le côlon ascendant.

ATTENTION

Il est important de ne pas confondre prébiotiques et probiotiques. Probiotique est le nom donné aux germes intestinaux qui ont une activité bénéfique pour notre santé. Les prébiotiques sont la nourriture de ces germes.

Deux genres de fibres

Les prébiotiques sont des fibres végétales, mais cela ne signifie pas que toutes les fibres faisant partie des aliments soient des prébiotiques, ni que des aliments fibreux soient nécessairement riches en prébiotiques. On distingue en effet deux genres de fibres.

Les fibres insolubles

Les fibres insolubles sont les fibres qui forment l'enveloppe protectrice des grains de céréales (le péricarpe ou son) ou qui donnent la rigidité à la structure de la plante, la tige par exemple. Elles se présentent sous forme de cellulose. Elles sont dures et rêches, et pour cette raison, **elles sont irritantes pour les parois intestinales lorsqu'elles sont présentes en trop grande quantité dans l'alimentation.**

Les fibres insolubles sont composées de chaînes de glucose, de 10 000 à 250 000 unités. À cause de leur longueur et de leur insolubilité, ces fibres ne peuvent être divisées en plus petites parties, c'est-à-dire digérées par les germes de fermentation. Ces aliments ne peuvent donc pas les nourrir, ce qui fait que **les fibres insolubles ne sont pas des prébiotiques.** Leur rôle dans l'intestin consiste **à fournir le ballast favorisant le transit intestinal.**

À RETENIR

Le ballast n'a pas de vertus prébiotiques.

Le son de blé et celui d'avoine sont recommandés comme ballast pour lutter contre la constipation, parce qu'ils sont riches en fibres, respectivement 43 % et 15 %. Il s'agit cependant de fibres insolubles, elles n'ont donc pas de vertus prébiotiques.

Les fibres solubles

Ces fibres sont composées de courtes chaînes de glucose, comptant entre deux et vingt unités. Le peu de complexité de ces chaînes les rend faciles à digérer par les germes. De plus, leur caractère soluble permet aux germes de fermentation de les transformer facilement par hydrolyse et fermentation. **Les fibres solubles peuvent donc servir de nourriture aux germes de fermentation, ce sont elles qui sont des prébiotiques.** Elles sont tendres et, par conséquent, non irritantes pour les intestins.

LE SAVIEZ-VOUS ?

Tous les aliments végétaux contiennent des fibres solubles et insolubles, mais les proportions de celles-ci varient d'un aliment à l'autre.

Les différentes sortes de fibres solubles

Les fibres solubles sont de très petite dimension ce qui fait qu'on ne peut pas toujours les voir. Elles participent à la formation de la peau des fruits et des légumes, mais également de leur chair. Elles sont aussi abondantes dans les céréales et les légumineuses. Il en existe plusieurs sortes.

La pectine

C'est une substance mucilagineuse présente dans de nombreux végétaux. La pectine est avant tout connue comme gélifiant pour confiture, car une de ses caractéristiques est de gonfler au contact de l'eau. Elle forme ainsi une masse ferme qui rend la confiture moins liquide. Un aliment bien connu pour sa teneur en pectine est **la pomme**.

L'inuline (fructane)

Elle a une constitution proche de l'amidon, mais elle est de structure beaucoup plus simple. Elle est composée d'un mélange de fructose et de différents autres sucres simples.

On trouve de l'inuline dans de nombreux végétaux, mais en particulier **dans les racines de chicorée et dans les tubercules de topinambour.**

Les fructo-oligosaccharides (FOS)

Ils sont composés de fructose et divers autres sucres simples. Ils se trouvent principalement dans les fruits, mais ils sont aussi présents **dans les légumes et les graines de céréales complètes.**

Les galacto-oligosaccharides (GOS)

Ils sont composés de galactose, associé à d'autres sucres simples. Les GOS sont la forme sous laquelle les végétaux stockent des glucides comme carburant de réserve. C'est pourquoi, ils se trouvent principalement dans **les grains de légumineuses** (haricot vert, rouge, de Lima, lentilles…) et dans **les parties basses des plantes** (betteraves, oignons, topinambour...).

Sources non végétales de prébiotiques

La flore intestinale naissante du nouveau-né ne peut pas se nourrir de fibres végétales puisque le bébé est allaité et le lait maternel n'en contient pas. Elle se développe cependant grâce aux OHM du lait maternel. La flore intestinale des bébés allaités est, en conséquence, beaucoup plus forte et équilibrée que celle des enfants qui ne l'ont pas été.

Leur digestion est plus aisée et leur résistance aux infections plus grande.

LE SAVIEZ-VOUS ?

Les galacto-oligosaccharides se trouvent, sous une forme légèrement modifiée, dans le lait maternel. Celui-ci en contient 5 à 8 g par litre. On utilise l'abréviation OHM pour les désigner, c'est-à-dire O (Oligosaccharides), H (Humain), M (du lait Maternel).

Une autre source lactée de prébiotiques est **le lait de vache.** En effet, celui-ci contient 4,7 g de glucide par litre, sous forme de lactose, un bi-saccharide composé à parts égales de galactose et de glucose. Or, c'est le galactose qui est à la base des GOS et des OHM. Ainsi, la digestion du lactose libère du galactose qui peut être utilisé comme prébiotique par les germes intestinaux.

Ce fait est connu. **Le petit-lait,** un sous-produit du lait, riche en lactose est utilisé depuis longtemps avec succès pour régénérer la flore intestinale.

Les sources de prébiotiques

Origine	Forme	Source
végétale	fibres	fruits, légumes, céréales
animale	lactose, galactose	petit-lait, sucre de lait

Les aliments sources de prébiotiques

Les fruits

Tous les fruits fournissent des prébiotiques utiles à notre flore intestinale, qu'il s'agisse de fruits **de chez nous** : pomme, poire, raisin… ou **de régions plus éloignées** : ananas, orange, pamplemousse, banane… Ces fruits peuvent être consommés **frais**, mais également **secs** : pruneau, figue, raisin, abricot, datte, etc.

Conseil d'utilisation

Les fruits sont un aliment idéal pour les en-cas, parce qu'ils donnent des forces par les glucides qu'ils contiennent. Ils relèvent ainsi le niveau énergétique de l'organisme sans grand effort pour le corps, car ils sont faciles à digérer. Ils permettent aussi d'éviter la consommation de mauvais sucres (chocolat, pâtisserie…) qui sollicitent beaucoup plus les fonctions digestives et donnent des toxines.

Exemples d'en-cas :

- 1 ou 2 fruits de saison bien mûrs : pomme, poire... ;
- OU 1 poignée de fruits secs : dattes, figues, raisins… avec quelques amandes ;
- OU 1 banane avec des amandes ;
- OU 1 poignée d'un mélange de fruits secs et d'oléagineux ;
- OU 1 jus de fruits avec pulpe ou en smoothie.

Les fruits font des desserts appétissants et sains :

- une salade de fruits ;
- une compote de fruits ;
- une tarte aux fruits.

ATTENTION !

Les fruits frais consommés à la fin des repas sont mal supportés par certaines personnes, ils leur donnent des gaz et des ballonnements. Dans ce cas, il est préférable de manger les fruits entre les repas, comme en-cas.

LE SAVIEZ-VOUS ?

Le miel, grâce à sa teneur en FOS, a aussi un effet prébiotique.

Les légumes

Les légumes offrent de nombreuses fibres pouvant servir de prébiotiques. La cuisson de légumes peut cependant altérer un peu la qualité des fibres lorsqu'elle est trop longue et a lieu à trop haute température. Pour s'assurer un bon apport de prébiotiques par les légumes, il est recommandé d'en manger beaucoup **sous forme crue**.

Conseil d'utilisation

Les légumes peuvent être mangés sous forme de salade verte, crudités (carottes ou céleri râpés, tomates ou concombres en tranches…), salade mixte (salade verte associée à diverses crudités), bâtonnets avec dip (carottes, concombres, navets…), légumes cuits, ou encore soupe de légumes maison.

Trois aliments méritent d'être présentés en détail, car ils sont peu courants : les racines de chicorée et de pissenlit, ainsi que les topinambours.

Les racines de chicoré et de pissenlit

Elles sont exceptionnellement riches en prébiotiques : **64,6 % pour la racine sèche de la chicorée et 24,3 % pour la racine de pissenlit.** Elles n'appartiennent cependant pas à la gamme des aliments normalement consommés. Comment les mange-t-on ?

Conseil d'utilisation

Ces deux racines doivent être mangées crues. On peut en déterrer dans son jardin, mais on en trouve aussi en vente dans les herboristeries, sous forme sèche. Il faut donc les réhydrater en les laissant reposer dans un bol d'eau. Étant donné leur haute concentration en fibres (sous forme de FOS), il n'est pas nécessaire d'en manger beaucoup à la fois. Une dizaine de grammes est suffisante comme dose d'entretien, le double en cas de fort déséquilibre. Mais attention, ces racines ont un goût amer !

Les racines de chicorée et de pissenlit sont aussi disponibles sous forme de complément alimentaire :

Fabricant*	Nom du produit
Bio Atlantic®	Bio-pissenlit
François Natur®	Chicorée (gélules)
François Natur®	Pissenlit, racine (gélules)
Phytoflor®	Chicorée (gélules)
Planète au Naturel®	Pissenlit (gélules)
Vegavero®	Racine de pissenlit (gélules)

* Cette liste n'est pas exhaustive. L'auteur est indépendant des marques qu'il cite.

Le topinambour

Le topinambour est une plante de la famille des tournesols. Elle produit au niveau de ses racines des tubercules de formes irrégulières, ressemblant à celles du gingembre. Les tubercules du topinambour ont **un goût légèrement sucré qui s'approche de celui des artichauts**, d'où son nom populaire d'« artichaut de Jérusalem ».

Conseil d'utilisation

Le topinambour se mange cru, râpé dans la salade, ou cuit.

Les céréales

Par les multiples sortes différentes de fibres dont sont composés les grains de céréales et leurs enveloppes, les céréales sont de bonnes sources de prébiotiques.

Cependant, cela n'est vrai **que pour les céréales complètes,** car le raffinage des céréales ôte les couches superficielles du grain où se trouve la majeure partie des fibres.

Conseil d'utilisation

Les céréales se consomment sous différentes formes et de préférence toujours bio :

- grains entiers : riz, orge (préparés en risotto aux légumes, par exemple) ;
- flocons : crus avec du lait au petit déjeuner, ou cuits en porridge ;
- farine : en semoule (pour faire des gâteaux, des sauces, etc.) ;
- pain, biscottes, biscuits ;
- pâtes.

Intolérance au gluten

Le gluten présent dans le blé, l'orge, le seigle et l'avoine est mal toléré par certaines personnes. Celles-ci devront s'abstenir de ces céréales et consommer d'autres sources de prébiotiques, comme les céréales sans gluten (épeautre, maïs, millet, riz, sarrasin, quinoa), les pommes de terre et les châtaignes.

Les légumineuses

Les légumineuses (lentilles, haricots rouges...) sont aussi une source de prébiotiques par leur richesse en fibres. Cette richesse a cependant un inconvénient. Les légumineuses sont en effet connues pour être **difficiles à digérer**, à cause de leur forte teneur en protéines, lipides et glucides. Elles ne sont donc recommandées qu'aux personnes qui les digèrent bien.

Conseil d'utilisation

Les légumineuses se mangent toujours cuites. Elles s'associent avantageusement avec des légumes cuits.

Besoins en prébiotiques

Les chiffres des besoins quotidiens en prébiotiques sont très différents d'un auteur à l'autre. Cela vient de ce que la science des prébiotiques n'en est qu'à ses débuts. Il est ainsi préférable de ne pas se baser sur des chiffres, mais **de manger généreusement des aliments prébiotiques à tous les repas et de varier les sources.**

Le petit test suivant vous aidera néanmoins à estimer si votre consommation de prébiotiques est assez élevée.

Test

Est-ce que je mange assez de fibres ?

Au petit-déjeuner, je mange soit du pain complet, soit des flocons de céréales.	☐ **oui**	☐ **non**
Le pain que je consomme est du pain complet.	☐ **oui**	☐ **non**
Je mange 2 à 3 fruits par jour.	☐ **oui**	☐ **non**

Je mange régulièrement des fruits secs.	❑ oui	❑ non
Une salade verte ou des crudités accompagnent mes repas de midi et du soir.	❑ oui	❑ non
Les légumes cuits figurent régulièrement dans mes repas de midi et du soir.	❑ oui	❑ non
Je mange des soupes faites maison.	❑ oui	❑ non
Je mange du riz complet et des pâtes complètes.	❑ oui	❑ non
Les pommes de terre reviennent régulièrement dans mes repas.	❑ oui	❑ non
Je digère bien les légumineuses et en mange de temps à autre.	❑ oui	❑ non
Je mange de temps à autre des châtaignes.	❑ oui	❑ non

Analyse de résultats :

8 « oui » ou plus : pour le bonheur de votre flore intestinale, vous mangez beaucoup d'aliments prébiotiques. Continuez comme cela.

3 à 7 « oui » : l'apport de prébiotique est moyen, votre flore intestinale se porterait mieux si vous mangiez davantage d'aliments riches en fibres.

1 à 3 « oui » : il est urgent que vous réformiez votre manière de manger pour rétablir l'équilibre de votre flore intestinale.

Attention : une progression lente est nécessaire

Les aliments riches en fibres solubles contiennent généralement aussi des fibres insolubles. Or, la sensibilité des intestins aux fibres varie d'une personne à l'autre. Si quelqu'un qui ne mange que peu de fruits, légumes et céréales complètes en mange brusquement beaucoup, il y a des risques qu'il ne les supporte pas. Il ressentira des douleurs abdominales, des crampes, des ballonnements ou de la diarrhée. **Mieux vaut donc ne réintroduire que peu à peu les aliments riches en fibres.** Chacun doit donc progresser à son rythme en fonction des signaux que lui donnent ses intestins.

Si des douleurs apparaissent, il faut réduire les apports quelques jours. On reprend alors la progression, mais très prudemment. Avec le temps, **les intestins s'habituent aux aliments riches en fibres** et leur consommation peut se faire normalement.

Deux précieuses sources de prébiotiques

Le petit-lait

Le petit-lait est un prébiotique par sa teneur en lactose. **Il est un sous-produit issu de la fabrication du fromage.** Lors de celle-ci, on fait cailler du lait grâce à de la présure.

Au cours de cette opération, **le lait coagule et apparaît une partie dure** (la caséine qui donnera le fromage) **et une partie liquide** (le petit-lait, appelé aussi lacto-sérum). Le petit-lait est donc le liquide qui s'échappe du caillé lorsqu'il est mis à égoutter. Il est légèrement transparent, d'une couleur jaune-vert et possède une saveur légèrement acidulée.

Par différents procédés, le petit-lait peut être conditionné **sous forme de poudre ou de paillettes** (en vente dans les magasins de santé et les magasins bio). Sa composition se caractérise par une haute teneur en lactose. En effet, si le taux de lactose dans le lait est de 4,7 g/litre, il est de **75 g/100 g de poudre pour le petit-lait.**

Le lactose du petit-lait est ainsi une nourriture de choix pour les germes de fermentation et il est utilisé depuis longtemps en cure pour régulariser la flore intestinale[2].

Conseil d'utilisation

Les cures de petit-lait se font en mélangeant la poudre de petit-lait à de l'eau. On obtient ainsi une boisson agréable.

Pratique de la cure : 1 à 2 cuillerées à soupe de poudre de petit-lait mélangées avec de l'eau, 3 à 6 verres par jour. Boire tout de suite le petit-lait reconstitué pour éviter qu'il tourne.

Attention ! À dose trop élevée, le petit-lait devient laxatif.

2. Voir du même auteur *La Cure de petit-lait*, Éditions Jouvence.

Le sucre de lait

Le petit-lait est un aliment composé de différents nutriments : lactose, protéines, minéraux, etc. **Le lactose peut cependant en être extrait**, on obtient ainsi un produit appelé « sucre de lait ». Il est composé à 100 % de lactose qui, une fois digéré, donne du galactose.

Conseil d'utilisation

Mélangée avec un peu d'eau, la poudre de sucre de lait donne une boisson à la saveur agréable et légèrement sucrée. La poudre de lait s'utilise également incorporée dans les plats : yogourts, dessert… On peut aussi l'utiliser sous forme de cure.

Pratique de la cure : 1 cuillerée à soupe de sucre de lait, 3 fois par jour, avec de l'eau ou mélangée à un yogourt bifidus.

Attention ! Des gaz et des ballonnements sont possibles au début de la cure. Si c'est le cas, faites une pause de 1 ou 2 jours, et recommencez avec une plus petite dose (1/2 cuillerée à café) que vous augmentez progressivement.

Les compléments prébiotiques

Il existe sur le marché un certain nombre de compléments prébiotiques. Les fibres qu'ils contiennent ne sont pas différentes de celles des aliments. *A priori*, ces compléments ne sont pas nécessaires, puisque de manger suffisamment d'aliments prébiotiques offre tout ce dont les germes de fermentation ont besoin pour se nourrir. Cependant, en pratique, ils peuvent se montrer utiles. Cela est particulièrement le cas pour les personnes dont les intestins sont vite irrités lorsqu'elles mangent trop d'aliments riches en fibres. Elles ne peuvent donc pas en manger suffisamment pour nourrir correctement leur flore de fermentation. **L'apport de prébiotiques sous forme de poudre ou de gélules peut compenser ce manque.**

Quelques compléments prébiotiques

Fabricant*	Nom du produit
Bionutrion®	Pré-biotic
Erbiology®	Poudre de topinambour bio (inuline)
Lineavi®	Poudre d'inuline
Natural Evolution®	Banane verte amidon résistant
Zestlife®	Inuline

* Cette liste n'est pas exhaustive. L'auteur est indépendant des marques qu'il cite.

EN PRATIQUE

Pour soutenir la flore intestinale ou la reconstruire si elle a été affaiblie, il est impératif de lui fournir les fibres, ou prébiotiques, dont elle a besoin pour se nourrir et survivre. Ces fibres se trouvent dans les fruits, les légumes, les céréales complètes, les légumineuses, ainsi que dans le petit-lait et le sucre de lait.

CHAP. 7

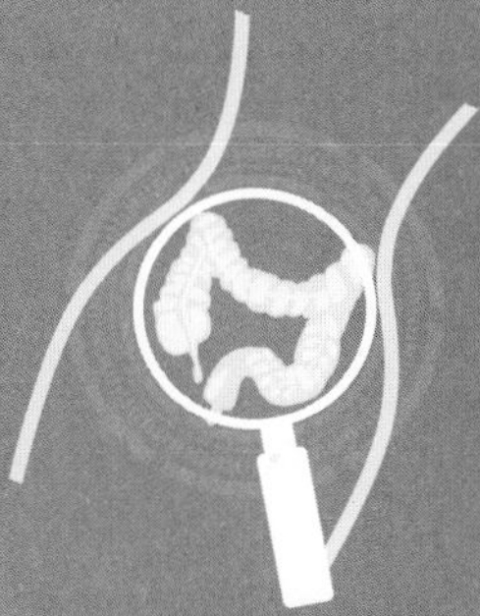

APPORT DE GERMES DE FERMENTATION : LES PROBIOTIQUES

L'apport régulier de fibres prébiotiques permet de maintenir une flore de fermentation nombreuse et saine, et de corriger les petites diminutions éventuelles de sa population. Lorsque, par contre, la flore de fermentation est fortement affaiblie, cela ne suffit pas. Il faut des moyens plus incisifs pour combler le manque de germes. La flore a en effet été décimée et il faut la reconstruire en augmentant rapidement le nombre de germes dont elle est constituée.

La reconstruction de la flore intestinale se fait en apportant des germes de fermentation depuis l'extérieur pour qu'ils s'ajoutent à ceux déjà présents dans l'intestin. On n'attend donc pas que ces derniers se multiplient, mais **on accroît leur population par addition de germes extérieurs.**

L'apport de germes bénéfiques à notre flore intestinale peut se faire de deux manières différentes :

- par **la consommation d'aliments riches en probiotiques ;**
- par **la prise de compléments probiotiques** préparés en laboratoire.

Les deux procédés sont bénéfiques et gagnent à être utilisés simultanément.

À RETENIR

Question de vocabulaire

Les germes de fermentation sont des germes bénéfiques à la vie, d'où leur appellation de probiotiques (pro : pour, bio : la vie). Le terme probiotique sert donc à désigner les germes de fermentation, mais il peut aussi être utilisé comme adjectif pour qualifier les sources de probiotiques. On parle ainsi d'aliments probiotiques et de compléments alimentaires probiotiques à cause de la teneur élevée en germes de fermentation. En outre, le mot probiotique est de plus en plus utilisé, de nos jours, pour désigner les compléments alimentaires probiotiques en tant que tels. Ainsi, lorsque quelqu'un dit qu'il prend des probiotiques, il sous-entend qu'il prend un complément probiotique.

Les aliments probiotiques

Les aliments probiotiques ont pour caractéristique commune d'avoir été obtenus **par fermentation lactique**. La lacto-fermentation est un procédé couramment utilisé pour faciliter la conservation des aliments. Par exemple, la conservation du lait sous forme de yogourt, de chou sous forme de choucroute, etc.

La lacto-fermentation est un processus au cours duquel **des bactéries lactiques se multiplient en se nourrissant des glucides de l'aliment**. Ces bactéries sont des bactéries de fermentation. Elles ont besoin d'un milieu acide pour prospérer (comme la flore de fermentation dans l'intestin). Leur activité est d'ailleurs productrice d'acide lactique, ce qui contribue à l'acidification du milieu dans lequel elles se trouvent, acidification qui leur est nécessaire pour survivre et se multiplier.

Cette acidité est cependant néfaste aux bactéries de putréfaction qui ont besoin d'un milieu alcalin pour prospérer. Celles-ci sont inhibées ou tuées par l'acidité qui se développe. L'heureuse conséquence en est que l'aliment ne peut plus se décomposer : il se conserve. L'aliment ainsi préservé par lacto-fermentation a pour caractéristique supplémentaire de **contenir la multitude de bactéries lactiques qui s'y sont développées et dont notre flore intestinale peut profiter lorsque nous mangeons l'aliment en question.**

LE SAVIEZ-VOUS ?

Les bactéries lactiques proviennent de deux sources principales :

- soit elles viennent **de l'extérieur** et sont ajoutées à l'aliment à conserver. C'est le cas des ferments lactiques mélangés au lait pour obtenir du yogourt, du fromage, du kefir, etc. ;
- soit elles proviennent **de l'aliment lui-même**. C'est le cas pour les légumes et les autres végétaux que l'on cherche **à conserver par lacto-fermentation**. Les bactéries lactiques ne se trouvent cependant qu'en petit nombre dans ces aliments. Leur multiplication est toutefois grandement favorisée si l'on met à fermenter l'aliment qui les contient dans un milieu anaérobie. Par exemple, en mettant le chou de la choucroute dans une cuve fermée par un couvercle.

La consommation régulière d'aliments probiotiques est par conséquent **fortement recommandée**, pour entretenir et soutenir la flore bénéfique de l'intestin. Elle n'est certes pas suffisante pour corriger à elle seule des forts déséquilibres de la flore, mais elle y contribue.

AVERTISSEMENT

Pour les personnes sensibles aux acides faibles

La plupart des aliments lacto-fermentés sont riches en acide lactique. On les reconnaît à leur goût acidulé, comme c'est le cas avec la choucroute, le yogourt, les cornichons, les jus de légumes conservés par lacto-fermentation, etc. L'acide lactique est un acide faible. Les personnes qui sont capables de métaboliser correctement les acides faibles les transforment en minéraux basiques bénéfiques au corps. Mais certaines personnes les métabolisent mal. L'acide faible qu'est l'acide lactique restera par conséquent sous sa forme acide et ces personnes s'acidifieront, ce qui peut conduire à de nombreux problèmes de santé[3]. Ainsi, les personnes qui ont une déficience métabolique face aux acides faibles doivent s'abstenir de ces aliments ou n'en consommer que de petites quantités, adaptées à leurs possibilités.

Le yogourt

Le yogourt (ou yaourt) est probablement l'aliment probiotique le plus connu. Depuis longtemps, il est consommé dans les Balkans et le Moyen-Orient. Depuis qu'il est produit industriellement, **sa consommation s'est répandue dans le monde entier**. Sa consommation s'élève à 22 kg par personne par an en France, à 18 kg en Suisse et à 15 kg en Belgique.

Le yogourt est un produit obtenu en faisant fermenter du lait tiède (42 °C à 45 °C), contrairement au kéfir (voir plus loin) qui est fermenté à température ambiante. Les ferments utilisés sont deux bactéries lactiques : **le *Lactobacillus***

3. Lire du même auteur *L'Équilibre acido-basique*, Éditions Jouvence.

bulgaricus **et le *Streptococcus thermophilus.*** Une bactérie supplémentaire peut être ajoutée pour modifier un peu la texture et le goût du yogourt, mais d'après la loi, **ces deux bactéries doivent être présentes pour que le produit puisse s'appeler yogourt.**

LE SAVIEZ-VOUS ?

L'usage des probiotiques dans un but thérapeutique commença probablement avec **Ilya Metchinkov** (1845 - 1916), un scientifique russe, prix Nobel de médecine en 1908. Il émit l'idée que des bactéries pouvaient avoir des effets bénéfiques sur la santé et la longévité des êtres humains, en observant en Bulgarie des cas de très grande longévité chez des vieillards qui consommaient quotidiennement des yogourts. Ses travaux suscitèrent dans le public **un grand engouement pour les yogourts bulgares**.

Les **yogourts bifidus** vendus actuellement ne sont pas confectionnés à l'aide de ces deux bactéries de base. Elles le sont avec les bactéries *Bifidus regularis* et *Lactobacilus acidophilus*. On ne devrait donc pas parler de yogourt à leur propos, mais de « lait fermenté au bifidus ». Dans le langage courant cependant, dans un but de simplification, on parle quand même de yogourt bifidus.

Les bactéries bifidus et acidophilus sont des hôtes habituels de notre intestin, si bien que les yogourts fabriqués avec elles ont **un effet probiotique plus puissant** que celui des yogourts habituels.

Le nombre de germes différents entrant dans la composition des yogourts n'est pas très élevé, mais ce sont des germes bienfaisants pour la flore intestinale. La réglementation stipule en effet que **les bactéries utilisées pour fabriquer du yogourt doivent se retrouver vivantes dans le produit final**, ce qui fait que les yogourts sont **des probiotiques actifs.**

TRUCS ET ASTUCES

- Pour entretenir la flore intestinale, il est recommandé de manger régulièrement 1 ou 2 yogourts par jour.
- Lorsqu'il s'agit de reconstruire une flore intestinale détruite, ou pour en maintenir une saine lors de traitements aux antibiotiques, il ne faut pas hésiter à manger 3 à 5 yogourts bifidus par jour.
- Le nombre de yogourts peut être moins élevé si d'autres aliments probiotiques sont aussi consommés.
- On peut facilement produire des yogourts soi-même en achetant les ferments nécessaires.

Bien sûr, il est préférable que ces yogourts ne contiennent pas de sucre blanc. Pour les gens qui n'apprécient pas les yogourts nature, ils peuvent les sucrer avec **du sucre intégral** ou avec **des fruits**. Il existe également des yogourts à base de soja ou de lait de coco qui ont aussi un effet probiotique.

Une mention spéciale pour le yogourt K-Philus

Grâce à un procédé spécial, Mme Marguerite Klein Lecat, une spécialiste du lait, a mis au point un yogourt – le K-Philus – d'une richesse exceptionnelle en germes (30 milliards par pot), ceux-ci, de plus, étant particulièrement en affinité avec la flore intestinale humaine.

Les concentrés actifs

Ces concentrés portent un nom commençant par « Acti », par exemple Actimel de Danone® ou Actifit de Emmi®. Leur préparation se fait de manière similaire à celle des yogourts, mais avec des ferments différents de genre lactobacille. Le produit final est plus concentré que celui des yogourts : 5 à 6 milliards de bactéries par flacon contre 1 milliard par pot de yogourt. Ils se prennent à raison de **1 flacon par jour pour entretenir sa flore**, mais de **2 ou 3 flacons par jour pour une cure plus soutenue**.

Le kéfir

Le kéfir est une boisson obtenue par **fermentation du lait**. Il est légèrement gazeux et a un goût acidulé. Il contient une très petite quantité d'alcool issu de la fermentation (moins de 1 %). C'est une boisson très populaire en Asie, dans l'Europe de l'Est et en Turquie. En turc, le mot kéfir signifie « qui donne du plaisir », témoignant du fait que le kéfir est **une boisson très agréable à boire**.

Les ferments utilisés pour fabriquer du kéfir se présentent sous forme de grains couverts de boursouflures. En grossissant, ces grains prennent l'aspect d'un petit chou-fleur. C'est pour cette raison que l'on appelle « grains de kéfir » ou « chou-fleur de kéfir » les ferments utilisés pour le fabriquer.

Les grains de kéfir peuvent contenir jusqu'à **34 sortes différentes de probiotiques**. À plus de 95 %, il s'agit de bactéries, le reste étant des levures.

Le kéfir est un aliment semblable au yogourt, puisque tous deux sont des laits fermentés. Le kéfir cependant a une consistance liquide, contrairement au yogourt qui est plutôt ferme. Le kéfir a en outre une teneur probiotique beaucoup plus élevée que celle du yogourt (37 milliards pour 100 ml).

Le kéfir peut aussi se préparer à partir de fruits au lieu du lait, on parle alors de kéfir de fruits. Les bactéries entrant dans la composition du ferment sont alors différentes. Elles sont aussi beaucoup moins nombreuses, ce qui fait que le kéfir de fruits est **moins riche en probiotiques**.

TRUCS ET ASTUCES

Le kéfir de lait est en vente dans les magasins spécialisés, mais **on peut en fabriquer très facilement soi-même**. Pour cela, il faut acheter des grains de kéfir pour lancer la fermentation du lait à température ambiante. Lorsque le kéfir est prêt, on retire les grains pour les réutiliser lors de la prochaine production de kéfir.

Kéfir et lactose

Le kéfir est une boisson lactée, mais pauvre en lactose. **Le lactose du kéfir est généralement bien toléré par les personnes qui habituellement le supportent mal**. Il semblerait même que la consommation de kéfir atténue leur intolérance au lactose.

Conseil d'utilisation

Boire quotidiennement comme boisson d'agrément ou en cure.

Les fromages fermentés

Les fromages fermentés tels le comté, le camembert, les bleus… sont riches en probiotiques.

La première étape de fabrication de ces fromages est le caillage du lait avec des ferments ou de la présure. Contrairement à ce que l'on pourrait penser, ce ne sont pas ces ferments qui rendent le fromage riche en germes. Cette richesse se développe après les étapes de l'égouttage et du salage du caillé, autrement dit **lors de l'affinage**.

L'affinage est **un processus de maturation** au cours duquel les bactéries contenues dans le caillé se multiplient. Sous leur action, la pâte se transforme peu à peu par fermentation. Elle change de consistance, d'odeur, de saveur… Une croûte se développe aussi en surface. Les bactéries actives sont les *Lactobacillius thermophillis*, *bifidus bulgaris*, *acidophilus*, etc.

Au cours de ces processus de maturation qui peuvent s'étendre, selon les fromages, sur plusieurs mois, voire plus d'une année, les germes de fermentation se multiplient. Ainsi, **en vieillissant et mûrissant, le nombre de bactéries que contient le fromage augmente, ce qui rehausse ses propriétés probiotiques.**

Selon les genres et les procédés de fabrication, on obtient 3 sortes de fromages différents.

Les fromages à pâte molle

Le caillé égoutté et salé est mis tel quel dans un moule et laissé à fermenter. Sa chaire devient molle et une croûte se forme. Elle se recouvre d'un duvet blanc, dû à l'action de moisissures.
Les fromages qui appartiennent à cette catégorie de fromages sont : **le camembert, le brie, le munster et le pont-l'évêque**. Les deux derniers fromages mentionnés n'ont pas une croûte blanche, car les moisissures sont enlevées de sa surface par brossage.

Les fromages à pâte dure

Le caillé égoutté et salé est mis en moule, mais contrairement au procédé de fabrication des fromages à pâte molle, il est pressé. **La chair est donc plus dure, car elle contient moins d'eau.**
Font partie des fromages à pâte dure : **le comté, le gruyère, le parmesan, le gouda, l'édam, le cheddar…**

Les fromages à pâte persillée

Le caillé égoutté et salé est mis en moule et n'est pas pressé. Par contre, à l'aide de longues aiguilles, des levures sont

ensemencées au cœur de la masse pour obtenir **une fermentation de l'intérieur vers l'extérieur.** La pâte obtenue est friable et a un goût fort et poivré. Elle est parsemée d'agglomérats de levures de couleur bleue ou verte.
Font partie de ces fromages : **le roquefort, le bleu de Bresse, le gorgonzola, le stilton…**

Conseil d'utilisation

Les fromages mentionnés ci-dessus sont des aliments concentrés et très nutritifs. Ce serait une erreur de vouloir en manger de grandes quantités dans le but d'obtenir davantage de probiotiques. Des problèmes digestifs en résulteraient. On peut, par contre, en manger régulièrement. Par exemple 2 à 3 fois par semaine pour soutenir la flore intestinale, ou tous les jours de la semaine pour une cure plus intense, lors d'un fort déséquilibre de la flore.

Les fromages frais

La production des fromages frais est un processus beaucoup plus simple que celui nécessaire à la fabrication des fromages fermentés dont nous venons de parler. Le lait est fermenté à l'aide de divers ferments lactiques. Le caillé obtenu est plus ou moins égoutté, puis consommé tel quel. Il n'y a donc ni salage ni affinage. La multiplication des bactéries lactiques pendant la maturation de la pâte n'a pas lieu. La teneur en probiotiques des fromages frais dépend uniquement de **la multiplication des germes lors du caillage.** Elle est par conséquent bien inférieure à celle des fromages fermentés.

Font partie des fromages frais : **le fromage blanc, le cottage cheese, la ricotta, le mascarpone, le serré, le quark…**

Conseil d'utilisation

Les fromages frais sont composés jusqu'à 80 % d'eau, contre 30 % pour les fromages à pâte dure. Ce sont donc des aliments beaucoup moins concentrés qui peuvent être mangés quotidiennement et en quantité plus généreuse.

La choucroute

La choucroute s'obtient en déposant dans un récipient fermé des feuilles de chou coupées en fines lamelles et saupoudrées de sel. Les bactéries naturellement présentes dans les feuilles de chou vont produire de l'acide lactique qui donnera le goût acidulé au produit final.

Les bactéries actives sont principalement les *Lactobacilles plantarum* et *cucumeris* ainsi que les *Leuconostoc mesenteroides*. **En plus d'être riche en lacto-bactéries, la choucroute contient de très nombreux enzymes.** Ces deux caractéristiques expliquent pourquoi la choucroute possède des **vertus digestives**. C'est vraisemblablement aussi la raison pour laquelle elle est consommée avec des viandes grasses et des saucisses, mais également qu'elle est utilisée régulièrement, en accompagnement, par les personnes qui digèrent mal.

L'action bienfaisante de la choucroute pour la flore intestinale est double :

- elle apporte **de nombreux germes probiotiques** aux intestins leur permettant ainsi de régénérer la flore intestinale ;

- elle apporte **de l'acide lactique** qui acidifie le milieu intestinal, empêchant la survie et la prolifération des germes de putréfaction.

ATTENTION

Les enzymes ne sont pas des probiotiques

Tous deux transforment la matière, mais les probiotiques sont des êtres vivants unicellulaires, alors que les enzymes ne sont que des substances protéinées aux vertus particulières.

TRUCS ET ASTUCES

Un meilleur apport de probiotique est réalisé si la choucroute est crue.

Conseil d'utilisation

Il est préférable d'en consommer de petites quantités régulièrement, comme accompagnement, plutôt que de grandes quantités de temps à autre. Elle sera mangée seule ou avec des crudités, ou encore mélangée avec une salade verte ou mixte.

Les légumes lacto-fermentés

Le procédé de fabrication de la choucroute peut aussi être employé pour conserver d'autres légumes dont les principaux sont : **les cornichons, les petits oignons, les olives, les betteraves, les carottes, le citron, etc.**

Pour profiter de l'effet probiotique de ces aliments, il faut s'assurer qu'ils sont bien passés par **un processus de lacto-fermentation**, et qu'ils n'aient pas seulement été additionnés de vinaigre pour leur donner un goût acide.

Conseil d'utilisation

À consommer chaque fois que le menu le permet. L'apport n'est pas grand, mais bienfaisant pour l'équilibre de la flore intestinale.

Les jus de légumes lacto-fermentés

Une partie des jus de légumes vendus dans le commerce sont **conservés par lacto-fermentation** (ce qui est indiqué sur l'étiquette). Ils ont par conséquent un goût acidulé et très agréable.

Conseil d'utilisation

À boire à volonté comme boissons d'agrément.

Le miso

Le miso est un aliment traditionnel japonais qui est de plus en plus consommé chez nous. Il se présente sous forme d'une pâte épaisse, de texture similaire à celle du beurre d'arachide. Il a une couleur beige à brun foncé selon les variétés. Son goût est agréable, mais prononcé et plutôt salé.

Le miso est fabriqué avec des graines de soja et du riz ou de l'orge, ainsi que de l'eau et du sel. Le mélange de ces ingrédients est **additionné de ferments lactiques et de champignons spéciaux :** *Aspergillus oryzae, Aspergillus sojae.*

Les emplois du miso sont multiples :

- soupe au miso ;
- condiment pour assaisonner toutes sortes de plats ;
- confection de sauces ;
- pâte à tartiner.

Kombucha

Boisson légèrement gazeuse et au goût acidulé, le komboucha est très populaire au Japon, en Chine et en Russie. **Il est préparé en faisant fermenter du thé noir, vert ou de la tisane, additionné de sucre avec un mélange spécial de bactéries et de levures** appelé SCOBY (Symbiotic Colony Of Bacteries and Yeast).

Ce mélange est en vente dans le commerce et permet de préparer du komboucha maison, et cela pendant des années puisque le SCOBY peut être réutilisé. Dans les magasins de santé, on trouve du komboucha déjà prêt en bouteille.

LE SAVIEZ-VOUS !

De nombreux bienfaits pour la santé sont attribués au kombucha. En chinois, le nom signifie « élixir de l'immortalité ». Sa richesse en probiotiques contribue certainement à cette bonne réputation.

Conseil d'utilisation

Le kombucha est consommé comme boisson d'agrément chaque fois que l'on en a envie.

Autres sources de probiotiques

D'autres aliments sont des sources de probiotiques puisque **leur fabrication résulte d'un processus de fermentation :**

- la sauce de soja ;
- le pain au levain ;
- brotdrunk ou moût de pain fermenté ;
- le tempeh (soja fermenté) ;
- le kvas, boisson à base de pain fermenté ;
- le kimchi, une sorte de choucroute coréenne faites avec plusieurs légumes ;
- le natto (soja fermenté).

Les compléments probiotiques

Les compléments probiotiques sont une grande aide lorsque la flore intestinale a été fortement décimée, par exemple par la prise d'antibiotique. L'apport qu'ils réalisent est en effet massif. Il est de l'ordre de **5 à 50 milliards de germes par gélule**. L'apport est donc tout autre que celui effectué par les aliments probiotiques. Le yogourt contient au maximum 1 milliard de germes par pot. Avec les compléments probiotiques, **on est dans la thérapie**, alors qu'avec les aliments on était encore dans l'hygiène alimentaire. Bien que moins spectaculaire, cette dernière est cependant plus efficace à long terme.

Les germes contenus dans les compléments probiotiques sont principalement des bactéries lactiques, de genre bifidobactérie et lactobacille. Les germes de ces familles sont en effet fortement représentés dans la flore de fermentation, mais d'autres genres de germes sont aussi utilisés.

La définition officielle des probiotiques

L'Organisation mondiale de la santé (OMS) a défini les probiotiques comme étant des « micro-organismes vivants qui, lorsqu'ils sont ingérés en quantité suffisante, exercent des effets positifs sur la santé ».

Les germes vivants employés pour faire des compléments doivent être préparés dans ce but. En les desséchant délicatement, **ils sont mis en état de latence**, c'est-à-dire qu'ils sont comme « endormis ». Ils sont encore vivants mais ne manifestent plus aucune activité, ce qui permet leur conservation. Le procédé utilisé est celui de la lyophilisation. Les germes choisis sont d'abord **congelés** à -30 °C, puis ils sont **desséchés** en étant exposés à une température se situant entre 15 °C et 30 °C. Lorsque les compléments sont avalés, ces germes pénètrent dans le milieu humide et chaud des intestins et sortent de leur torpeur. **Ils retrouvent leur vitalité et deviennent à nouveau actifs.**

Critères auxquels doivent répondre les probiotiques

Pour être utiles, les germes contenus dans les compléments probiotiques doivent arriver vivants au bas de l'intestin grêle et dans le côlon montant, lieu de leur utilisation. Or, pour qu'ils y parviennent, les germes choisis doivent répondre à un certain nombre de critères dont les fabricants de probiotiques doivent impérativement tenir compte.

1. Les germes doivent être **vivants** afin qu'une fois dans l'intestin ils puissent y agir.

2. Les germes doivent non seulement être en vie, mais aussi l'être encore lorsqu'ils arrivent dans l'intestin et le côlon. Cela implique pour eux d'**avoir la capacité de résister à l'acidité gastrique** qui peut les tuer.

3. Les germes doivent arriver en nombre suffisant dans l'intestin pour qu'en se multipliant, ils forment **un contre-poids aux germes de putréfaction en surnombre ou aux germes pathologiques** (effet barrière).

4. Les germes choisis doivent être **des hôtes naturels de l'intestin** pour avoir la possibilité d'y survivre. Étant adaptés aux conditions de vie qui y règnent, ils pourront s'y multiplier et agir de manière bénéfique.

5. Les germes doivent pouvoir **adhérer aux parois intestinales** (au moins temporairement). D'une part pour ne pas trop facilement être emportés par les selles vers la sortie, ce qui diminuerait leur nombre, d'autre part parce que en occupant la place, ils empêchent les germes nocifs de le faire.

Selon les germes choisis et les soins apportés à la fabrication, les complexes probiotiques seront plus ou moins actifs et, par là, efficaces.

Pour qui les cures de probiotiques sont-elles indiquées ?

Les personnes les plus directement concernées sont celles qui souffrent de :

- problèmes digestifs récurrents : diarrhée, indigestion, côlon irritable, constipation… ;
- infections à répétition : mycoses, cystites, rhumes ;
- allergies ;
- prise d'antibiotiques ;
- problèmes psychologiques : anxiété, état dépressif…

Quelle est l'efficacité des probiotiques ?

Dans le meilleur des cas, les germes des compléments probiotiques parviennent jusque dans le bas de l'intestin grêle et dans le côlon montant et ils réussissent à s'y fixer. Adhérer aux parois des intestins est en effet fondamental pour les probiotiques. **Ils ont ainsi une base sur laquelle s'appuyer et à partir de laquelle « rayonner »**. Même si une partie des germes est emportée avec les selles, il en reste toujours un certain nombre qui sont bien ancrés aux parois, d'où ils peuvent agir. Là, ils se multiplient et remplacent ainsi les germes de fermentation manquants, à l'origine du déséquilibre de la flore. Ils font désormais partie de la flore intestinale et leur action se manifeste sur le long terme.

Le plus souvent, cependant, les germes des compléments probiotiques ne peuvent pas se fixer, ni se multiplier sur le long terme. Certes, ils gagnent le lieu de leur utilisation en étant encore vivants. Ils survivent dans leur nouveau milieu, s'y multiplient, mais sans s'y fixer ou temporairement seulement. Cependant, **leur présence produit un effet barrière**

qui se manifeste au détriment des germes de putréfaction, ce qui permet à la flore résidente de fermentation de se reconstruire en se multipliant.

Les bienfaits des probiotiques

Bien que la population de germes apportés par les probiotiques ne demeure pas de manière durable dans les intestins, leur présence momentanée est bénéfique et a de nombreux bienfaits :

- par leur nombre, **ils augmentent la flore de fermentation** qui s'oppose à la prolifération des germes de putréfaction ou des germes pathogènes (effet barrière) ;
- les germes probiotiques qui adhèrent aux parois, ne serait-ce que provisoirement, **empêchent les germes pathogènes de le faire** ;
- les probiotiques, comme tout germe de fermentation, **neutralisent les toxines agressives sécrétées par les germes nocifs**. Ils préservent ainsi les intestins et le reste du corps de maladies inflammatoires, d'allergies, etc. ;
- étant des germes de fermentation, **ils produisent des acides** qui donnent le pH légèrement acide nécessaire au bon développement de la flore intestinale bénéfique, mais qui s'oppose à l'implantation des germes de putréfaction ;
- certains germes ont des caractéristiques « étrangères ». Ils contraignent par conséquent le système immunitaire de l'intestin à être vigilant et à réagir, ce qui **le fortifie et le rend plus efficace** ;

- la présence de ces germes étrangers pousse les muqueuses à **produire du mucus protecteur** en plus grande quantité et de meilleure qualité. Cette action protectrice agit cependant aussi contre les germes pathologiques en général : les possibilités de défense de l'organisme sont donc augmentées.

Quelques remarques importantes

De ce qui a été dit ici, il découle quatre constatations importantes.

1. La prise de compléments probiotiques a moins pour effet de reconstituer la flore de fermentation que de **lui donner l'occasion de se reconstruire elle-même**.
2. Une cure de probiotiques n'a d'effet que lorsque la flore de fermentation est faible ou détruite.
3. Lorsque la flore intestinale est équilibrée, la prise de compléments probiotiques est sans effet, donc inutile.
4. L'effet des compléments probiotiques ne dure **que le temps de la cure**.

À RETENIR

La prise de compléments probiotiques, même très riches en germes et sur de longues durées, ne sera efficace pour régénérer la flore intestinale que si un changement d'alimentation consistant à manger régulièrement et généreusement des aliments riches en fibres prébiotiques est instauré également.

Les différentes formes de probiotiques

Les bactéries probiotiques utilisées pour la fabrication des compléments probiotiques sont des bactéries **lyophilisées**. Elles se présentent par conséquent sous forme d'une sorte de poudre sèche. Ce n'est que lorsque celles-ci sont dans le milieu chaud et humide de nos intestins, que les bactéries redeviennent actives.

Les compléments probiotiques peuvent se présenter sous plusieurs formes.

Les poudres

Les bactéries lyophilisées sont utilisées telles quelles sous forme de poudre. Généralement, celle-ci est contenue dans des **petits sachets** correspondant à une dose. Parfois, la poudre est **en vrac** dans la boîte, le dosage se fait alors à l'aide d'une cuillère doseuse ou d'une simple cuillère.

La poudre est **mélangée à de l'eau froide ou tiède**, puis est bue. Étant dans un support liquide, les bactéries ne demeureront pas longtemps dans l'estomac, mais atteindront rapidement l'intestin. En effet, l'estomac a la propension, conformément à son rôle, à **garder ce qui est solide pour le digérer et rejeter le liquide en direction des intestins**. Cela étant, il est quand même préférable d'avaler la préparation probiotique **avant les repas**, quand l'estomac est vide. De procéder ainsi a un avantage supplémentaire : l'estomac n'ayant pas encore sécrété des sucs digestifs, la quantité d'acide capable de tuer les bactéries probiotiques est moindre.

Les capsules molles

Les bactéries probiotiques sont mises dans des capsules. Celles-ci étant confectionnées avec de la **gélatine**, elles sont molles. Elles se dissolvent donc facilement dans l'intestin.

Généralement une capsule représente une dose, mais parfois il faut en prendre plusieurs.

Les gélules

Les gélules sont des capsules dont les parois sont dures. Au lieu d'être composées d'une seule enveloppe comme les capsules, les gélules le sont de **plusieurs couches**. Les parois des gélules prennent ainsi beaucoup plus de temps à se dissoudre. Les bactéries sont donc libérées plus bas dans l'intestin. **Les possibilités pour elles de survivre sont plus grandes puisqu'elles n'entrent pas en contact avec l'acidité de l'estomac**.

Comment choisir un complément probiotique ?

Sur le marché, on trouve de très nombreux compléments probiotiques. **Comment choisir parmi cette abondance de produits ? Lequel sera le plus efficace pour soi ?**

Une grande aide à cet égard est de connaître les différentes caractéristiques qui les distinguent les uns des autres. Voici quelques critères sur lesquels se baser.

Les compléments probiotiques se distinguent les uns des autres par :

Le nombre de bactéries probiotiques

Plus le nombre de bactéries est élevé, plus le nombre de celles qui survivront sera grand et plus la prise du complément sera bénéfique. La teneur des capsules se mesure en UFC, c'est-à-dire en « Unités Formant Colonie ». L'UFC varie entre 5 et 50 milliards de bactéries. Ces chiffres permettent des comparaisons utiles entre produits.

Lorsque l'on considère que la teneur d'une portion de yogourt est de 1 milliard UFC et celle d'une portion de concentré actif, genre Actimel, 5 à 6 milliards, on peut se demander s'il vaut la peine de prendre un complément probiotique dosé à 5 milliards d'UFC ? La réponse est oui, étant donné que **l'enrobage en capsules ou en gélules protège les bactéries et les rend plus à même d'être vivantes lorsqu'elles atteignent les intestins.**

Les types de bactéries

Il existe de nombreuses bactéries bénéfiques différentes. Le plus souvent présentes dans les compléments sont les ***Lactobacillus*** et les ***Bifidobacteria***, seules ou ensemble. Selon les produits, d'autres bactéries leur seront associées. Mais il existe aussi des préparations composées d'autres bactéries.

ATTENTION

L'intolérance au lactose n'est pas une contre-indication

Les lactobactéries sont les bactéries entrant le plus souvent dans la composition des compléments probiotiques. Elles se trouvent, entre autres, dans le lait, mais elles ne sont pas du lait et ne contiennent pas non plus de lactose.

Les noms des bactéries sélectionnées pour les compléments sont toujours indiqués sur l'emballage. Par exemple, « *Lactobacillus rhamnosus* GG ». Comment comprendre cette appellation ?

Le premier nom qui apparaît, *Lactobacillus*, désigne **le genre** de bactérie. Le deuxième, *rhamnosus*, désigne **l'espèce** à l'intérieur du genre. Il peut en effet y avoir des centaines, voire des milliers d'espèces différentes d'un même genre de bactérie. La troisième indication est un nombre ou des lettres (GG), ils indiquent **la souche** à l'intérieur de l'espèce.

Ainsi, les bactéries *Lactobacillus rhamnosus* et *Lactobacillus helveticus* sont de même genre, mais elles appartiennent à des espèces distinctes. D'autre part, les bactéries *Lactobacillus rhamnosus* GG R00343 et *Lactobacillus rhamnosus* R0011 sont similaires au niveau du genre et de l'espèce, mais pas de la souche.

Une désignation précise est importante car chaque bactérie, en fonction de son genre, son espèce ou sa souche, a des propriétés un peu différentes de celles de ses congénères.

Le problème de santé visé

Les compléments probiotiques ont en commun le but de reconstruire la flore intestinale de fermentation. Dans le passé, la réfection de celle-ci était l'objectif unique de la prise des compléments. De nos jours, une meilleure connaissance des propriétés des différentes souches de bactéries a permis d'élargir le champ d'action de ces préparations.

Selon leur composition, elles peuvent avoir comme indication supplémentaire :

- la diarrhée ;
- les faiblesses digestives ;
- la constipation ;
- le côlon irritable ;
- les mycoses ;
- la candidose ;
- les voyages à l'étranger (antitourista) ;
- une faiblesse immunitaire ;
- la recherche de perte de poids ;
- etc.

Le nombre de souches

Si le nombre total de bactéries est important, **le nombre de souches différentes**, c'est-à-dire leur variété, **l'est tout autant**. Chaque souche de bactérie ayant des fonctions différentes, le spectre d'action du complément sera plus large.

Adjonction de prébiotiques ou non

Les bactéries se nourrissant de prébiotiques, certains fabricants ont associé des fibres sous forme d'inuline, de FOS ou de GOS aux bactéries lyophilisées, afin que celles-ci, sitôt revivifiées dans l'intestin, puissent disposer de la nourriture dont elles ont besoin pour vivre. **Cette adjonction n'est pas un facteur déterminant**, puisque dans l'intestin de toute personne mangeant régulièrement des fruits et des légumes, des quantités généreuses de fibres sont à disposition des bactéries revivifiées. **Ces probiotiques sont de ce fait spécialement recommandés aux personnes qui mangent peu de légumes et de fruits.**

L'origine des gélules

Les gélules et les capsules molles ont longtemps été fabriquées avec de la gélatine de porc ou de bœuf. Actuellement, on en trouve **d'origine végétale** et, même, pour tenir compte des différents types d'intolérances alimentaires que l'usager pourrait avoir : **sans gluten, sans amidon, sans sucre…**

À RETENIR

La nature de l'enveloppe des gélules n'a aucune incidence sur l'efficacité des compléments probiotiques.

Comment prendre les probiotiques ?

AVERTISSEMENT

Quelques indications vont être données ici pour avoir une idée générale de comment procéder. Elles ne dispensent cependant pas le lecteur de suivre les instructions données par le fabricant.

Quand les prendre ?

De manière générale, les probiotiques se prennent **avant les repas**, lorsque l'estomac est vide, afin qu'ils gagnent plus rapidement les intestins. Mais le passage des compléments probiotiques dans l'estomac peut provoquer une sensation d'inconfort chez certaines personnes. Dans ce cas, il est préférable de les prendre au cours du repas, pour éviter qu'ils n'entrent en contact direct avec les parois de l'estomac.

Date d'expiration

Les compléments probiotiques possèdent une date d'expiration. Veillez à ce que vous les utilisiez – et à plus forte raison les achetiez – avant qu'ils ne soient périmés. Les bactéries ont beau être lyophilisées, **elles s'altèrent avec le temps**.

Stockage

Respectez les instructions concernant le stockage des compléments probiotiques. Certains d'entre eux peuvent être conservés **à température ambiante**, d'autres doivent l'être **au frigidaire**. Dans tous les cas, ne les laissez pas au soleil ou près d'une source de chaleur.

Posologie

La posologie varie d'un complément à l'autre, il faut **suivre les indications du fabricant**.

Durée des cures

Les cures intensives durent entre **1 semaine et plusieurs mois**. Après une cure, il est bon de consolider les résultats en continuant avec **1 à 2 doses par semaine pendant 2 à 3 mois**. Le même dosage est utilisé pour les cures préventives. Si au bout d'un mois la cure n'a aucun effet, il se peut que les bactéries de la préparation ne sont pas celles dont vous avez besoin. Dans ce cas, il faut prendre une autre préparation.

Effets secondaires

La prise de probiotiques est **sans effet secondaire**. Tout au plus, les personnes sensibles ressentiront un des symptômes suivants : inconfort au niveau de l'estomac, gaz, ballonnement ou constipation. Dans ce cas, prenez le complément **au milieu du repas**, plutôt qu'avant celui-ci.

En combien de temps les effets bénéfiques se manifestent-ils ?

La rapidité des effets dépend du problème de santé initial. Si les effets se manifestent au bout de quelques heures dans les diarrhées infectieuses (gastro-entérite, tourista…), il faut compter au moins 1 semaine pour les troubles établis. Mais il ne s'agit que des premiers signes d'amélioration. La guérison complète ne survient que plusieurs semaines ou mois après, selon les cas.

Quelques exemples de probiotiques

Dans le seul but de faciliter les premiers pas du lecteur dans le monde de probiotiques, vous trouverez ci-dessous une liste de firmes qui produisent des compléments probiotiques de qualité. La liste n'est, de loin, pas exhaustive, il existe de nombreux autres compléments. L'auteur est indépendant des marques qu'il cite.

Dans la première colonne, vous trouverez le nom des firmes par ordre alphabétique et dans la deuxième, le nom d'un de leurs compléments. De nombreuses firmes produisent en effet différents types de probiotiques.

Be Life®	Bifibiol
Biolike®	Colonutril
Burgerstein®	Biotics-G
Carrare®	Bioprotus
Dr. Vogel®	Aciforce

Fenioux®	Probiotic
Le Stum®	Lactospectrum
Nutergia®	Ergyphilus plus
Pharmalp®	Pharmalp Pro-P
Pharmanutrics®	Proflore
Pileje®	Lactibiane
Ponroy Yves®	Entéroflore
Sanofi®	Bioflorin
Töpfer®	Eugalan
Vit'All+®	Biofidus
Xantis®	Flore
Yalacta®	Securil

EN PRATIQUE

Pour favoriser la reconstruction de la flore intestinale, on peut aussi lui amener de l'extérieur des germes de fermentation – les probiotiques – qui s'ajoutent à la flore existante. Cela se fait en consommant :

- **des aliments riches en germes probiotiques** : yogourt, kéfir, fromages frais et fermentés, choucroute, légumes lacto-fermentés, miso… ;
- **des compléments probiotiques** (poudre, gélules…) contenant des milliards de germes lyophilisés.

CHAP. 8

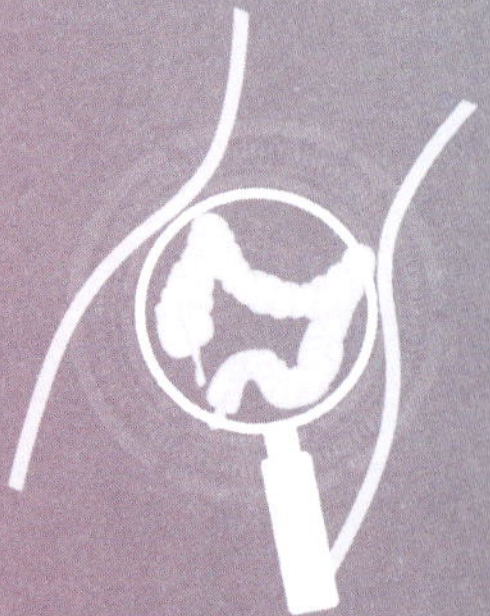

RÉDUCTION DE LA FLORE DE PUTRÉFACTION

Les flores de fermentation et de putréfaction sont en étroite interrelation. Ce qui arrive à l'une a immédiatement des répercussions sur l'autre. Ainsi la flore de fermentation ne peut pas diminuer en nombre sans qu'automatiquement celle de putréfaction augmente. Non seulement elle augmentera, mais elle s'étendra aussi dans des parties du côlon où elle ne devrait pas être : la moitié droite du côlon transverse et le côlon montant, régions normalement réservées aux germes de fermentation. Les germes de putréfaction modifient aussi le pH de ces régions. Ils le rendent légèrement alcalin ce qui est favorable à leur propre développement, mais opposé à celui de la flore de fermentation.

L'adoption d'une alimentation riche en prébiotiques et la prise de probiotiques reconstruisent à la longue la flore de fermentation et lui permettent de reconquérir les parties du côlon qui sont les siennes. Parfois, le processus est trop lent. Il existe cependant **deux moyens** de **réduire rapidement une flore de putréfaction trop nombreuse** afin de faciliter la régénération de la flore de fermentation.

La réforme alimentaire

Un déséquilibre de la flore intestinale au profit de la flore de putréfaction n'est possible que si les germes de putréfaction trouvent assez de nourriture pour se développer. Il suffit donc de **les priver des aliments dont ils dépendent pour qu'ils s'affaiblissent et meurent.** Leur nombre diminue alors pour atteindre celui qui correspond à la population normale de la flore de putréfaction. Les aliments responsables de l'augmentation des germes de putréfaction sont **les aliments riches en protéines, comme la viande, les saucisses, la charcuterie, le poisson, mais également les fromages et les œufs.** En effet, certaines personnes mangent de grandes quantités de protéines à chaque repas. Une telle alimentation est extrêmement favorable à la multiplication des germes de putréfaction. C'est par conséquent ce mode d'alimentation qui doit être modifié.

La réforme de l'alimentation consistera à réduire fortement, jusqu'à 50 % ou plus, la consommation de viande et celle du poisson. Une réduction des quantités de fromages et d'œufs est aussi nécessaire. En fait, cela consiste à adopter une alimentation **à environ 80 % végétale et à 20 % animale.**

ATTENTION

Ce qui vient d'être dit à propos des protéines peut être répété à propos du **sucre blanc, des sucreries** (bonbon, chocolat, pâtisserie, glaces…) **et des graisses** (friture, beurre…). La consommation de ces aliments doit également être fortement réduite – voire supprimée – pour diminuer la flore de putréfaction et favoriser la régénération de la flore de fermentation.

Les lavements

La concentration en germes de putréfaction est toujours la plus grande dans le côlon descendant. C'est pourquoi les lavements sont un bon moyen pour se débarrasser d'un excès de ces germes. L'eau qui est introduite dans le côlon liquéfie son contenu, les selles seront ainsi éliminées beaucoup plus facilement et complètement et, avec elles, la flore de putréfaction qui s'y trouve. **En effectuant plusieurs lavements, la population des germes de putréfaction se réduira fortement.**

Ne risque-t-on pas de la décimer trop fortement ? Non, les germes de putréfaction sont déjà en surnombre et les lavements ne font que diminuer leur nombre, pas les éliminer complètement. D'ailleurs, il y en a toujours qui adhèrent aux parois du côlon et qui, en se multipliant, renouvellent cette flore.

La réduction de la flore de putréfaction affaiblit l'effet barrière qu'elle exerce sur la flore de fermentation. **Les germes de fermentation ont ainsi plus de facilité à reconquérir les parties du côlon qui sont les leurs.**

Pratique des lavements

Lavement de 2 litres

La quantité de liquide nécessaire est de 2 litres, ce volume remplit en effet l'ampoule rectale et le côlon descendant.

Le matériel nécessaire aux lavements se trouve en magasins spécialisés (pharmacie, droguerie). Un bac à lavement comprend :

- un récipient gradué pour l'eau ;
- un long tuyau en caoutchouc ;
- une canule munie d'un robinet.

TRUCS ET ASTUCES

La température de l'eau est celle qui avoisine 37 °C. Trop froide, elle déclenche des crampes abdominales, trop chaude elle échaufferait désagréablement ou brûlerait le côlon. L'eau du robinet convient parfaitement.

Application

Le récipient rempli d'eau est placé en hauteur, sur une table ou une étagère. L'eau pourra ainsi facilement pénétrer dans les intestins. La canule est introduite dans l'anus, robinet fermé. Une fois à quatre pattes, la tête et le tronc penchés en avant, on ouvre le robinet de la canule.

Une fois l'eau introduite dans le côlon, on retire la canule. Le liquide doit être gardé assez longtemps (5 à 10 minutes) pour que les selles se liquéfient bien. Puis, assis sur les toilettes, on se vide du liquide injecté et des matières qui s'y trouvent dissoutes.

TRUCS ET ASTUCES

- On peut faciliter l'irrigation du côlon soit **en respirant profondément avec le diaphragme**, soit **en changeant un peu de position.**
- Si la pression de l'eau se révèle être trop forte et douloureuse, **on ferme le robinet pendant une minute ou deux.**

Pour avoir un effet en profondeur, il est recommandé de faire une série de **3 lavements** rapprochés, c'est-à-dire à **2 jours d'intervalle**. Ensuite, on continue avec **1 lavement par semaine, pendant 3 semaines.**

EN PRATIQUE

La réduction d'une population trop abondante de germes de putréfaction se fait de deux manières :

- **en les sevrant de la nourriture dont ils ont besoin pour prospérer**, c'est-à-dire en diminuant les apports de viande, de sucre blanc et de graisse ;
- **en effectuant des lavements de 2 litres** qui les emportent en grand nombre vers l'extérieur du corps.

Conclusion

Une flore intestinale équilibrée et forte ne dépend pas de remèdes ou de traitements sophistiqués, mais principalement **d'une bonne hygiène de vie** de notre part. C'est donc un paramètre sur lequel nous pouvons facilement agir, avec comme conséquence heureuse **notre bien-être physique et psychique.**

Achevé d'imprimer en décembre 2018. Imprimé en France par Aubin imprimeur. Dépôt légal : janvier 2019